知っておきたい！
予後まで考える!!
周術期輸液・輸血療法
KEYNOTE

昭和大学教授
飯島 毅彦 [著]

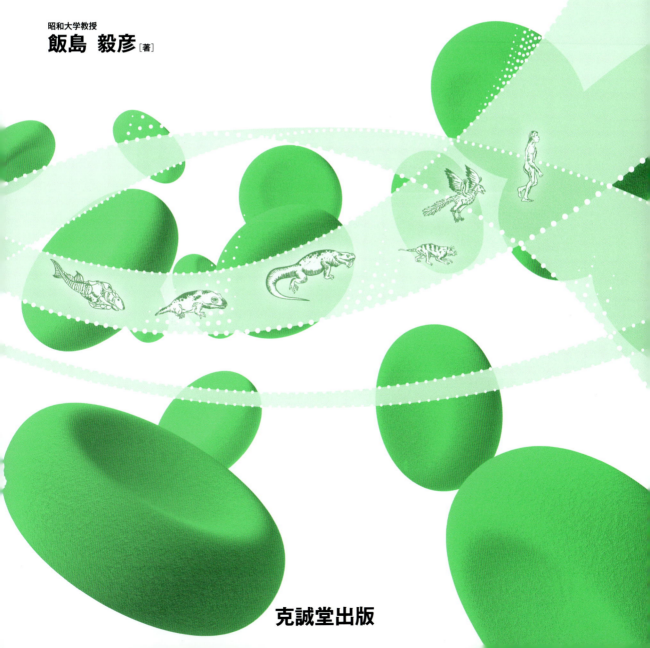

克誠堂出版

序　文

　わたしたちは毎日2*l*近くの水の出入りがあるにもかかわらず、体重はそれほど変わりません。それを考えると、体液量はおそらく、きわめて正確にコントロールされているのだと分かります。レニン・アンジオテンシン、バソプレシンといった内分泌が、これらの体液量のコントロールを担っています。手術に際しても、この制御機構は正確に働いていますが、わたしたちは体液量をコントロールしようとしています。容量（血管内？　体液？）が足りないことを"ハイポ"と呼び、輸液量で是正しようとします。しかし、その是正が正しい目標値に近づいているかは分かりません。ここに、手術中の体液管理をしようとする麻酔科医のフラストレーションが生まれるのです。本来は、生体が正確にコントロールしている体液量、電解質濃度を麻酔科医のあまり根拠のない考えに基づいた介入で、かえって乱しているのかもしれません。疑問符のある中で、日常の診療が繰り返されています。

　かつては、尿量を保つために十分な輸液を投与することが腎臓を保護すると考えられてきました。イメージとしては、水が流れているホースは常に流しつづけていれば詰まらないという程度のものでした。しかし、腎臓は単純なものではなく、かえって過剰な輸液による障害が起こることも認識されるようになってきています。ますます、体液管理はその方向を変えています。

　以前は、肺を護るためには輸液を控えるといわれてきましたが、その反対に位置していた腎臓にとっても過剰輸液を行わないようにといわれるようになりました。

　本書では、これまで習慣的に行われてきた輸液に対する見直し、過剰輸液をなぜ避けなければならないかを中心に、患者にとって不利益にならない輸液を考えていきたいと思います。

　輸液と同時に考えていきたいのは輸血です。輸血はかつてと比較すると、その安全性は格段に向上しています。そのため、輸血による副作用は製剤自身によるものから、投与の適・不適に起因するものが問題視されるようになってきています。具体的にはTACO（transfusion-associated circulatory overload）です。過剰輸血による循環過負荷により、肺水腫を起こすと想定される副作用です。TACOの実態は明らかではなく、これまであまり報告されてきませんでしたが、近年、報告が増えつつあります。これも術中の輸血量の判断が、その予後に影響することを示しています。

　このように輸液、輸血ともに、その投与量・方法はそれぞれの麻酔科医の判断に任されてきました。しかし、現在では、輸液も輸血も不適切な投与による予後への影響が問題となっています。漫然とした投与が合併症の原因となれば、それを判断した医師の責任を問われかねないことになります。

　本書では、麻酔科医であれば知っておきたい、現在分かっている輸液や輸血の知識をまとめました。具体的に何を何ml投与しましょうということは書いてありません。輸液・輸血療法に対する基本的な考え方をまとめたものですが、きっと、さまざまな場面での判断材料になると考えています。

　　　2017年10月3日　　　　　　　　　　　　　　　　　　　　　　　　飯　島　毅　彦

　　　　　　　　　　　　　　　　　　　　　　昭和大学歯学部全身管理歯科学講座歯科麻酔科学部門

Contents | 知っておきたい！予後まで考える!! 周術期輸液・輸血療法 KEYNOTE

序文 iii

Part I ｜ 輸液 ｜ 基本編

Chapter 1 輸液と予後 3
- 1.1 あなたの輸液は予後を変えるか？ 3
- 1.2 なぜ、過剰輸液をしてしまうのか？ 4
- 1.3 投与された輸液はどこへ？ 5
- 1.4 術後の体重増加と合併症 7

Chapter 2 輸液の考え方の勘違い 11
- 2.1 禁水分と不感蒸泄による水分不足 11
- 2.2 ナトリウム分布の誤解 13
- 2.3 輸液は血液の代わりになるか？ 15
- 2.4 急速輸液の効果 18
- 2.5 尿が出ないのはハイポである 20
- 2.6 輸液は腎を保護するか？ 21
- 2.7 追っかけ輸液 22

Chapter 3 Zero-fluid balance 25

Chapter 4 各種病態と輸液 27
- 4.1 敗血症の病態と輸液の行方 27
  - 1 敗血症の病態／27
  - 2 敗血症における血管反応性と容量管理／28
  - 3 敗血症におけるfluid responsiveness／30
- 4.2 褐色細胞腫摘出術の管理 31
- 4.3 腎障害に伴う内分泌異常と体液管理 33
- 4.4 水電解質バランスと薬理学的介入 34
- 4.5 血液透析患者の循環血液量 37

Part I 輸液 理論編

Chapter 1 サードスペースとは何か？ 41

Chapter 2 Starlingの法則の改訂 45

Chapter 3 循環血液量とは何か？ 49
- 3.1 循環血液量は推定値で計算してもよいものか？ 49
- 3.2 適正な血液量はあるのか？ 51
- 3.3 unstressed volumeとstressed volume 52
- 3.4 動脈圧波形の変動と循環血液量 54
- 3.5 goal-directed intraoperative fluid therapy（GDT）による循環管理 55

Chapter 4 グリコカリックス 57
- 4.1 グリコカリックスの性質 57
- 4.2 グリコカリックスの血管透過性に対する効果 59

Chapter 5 水の漏出と血管内への回帰 63

Part II 輸血

Chapter 1 あなたの輸血で予後は変わるか？ 67

Chapter 2 血液製剤で知っておかなければならないこと 69
- 2.1 使用指針の考え方 69
  - 1 赤血球液／69
  - 2 新鮮凍結血漿／72
  - 3 血小板濃厚液／73
  - 4 アルブミン／75

2.2 輸血前検査 78
1 Type & Screening（T&S）／78
2 交差適合試験／79

Chapter 3 輸血を必要とする病態とその対応 81

3.1 希釈性凝固障害 81
3.2 急速大量出血と緊急O型輸血 83
3.3 多発外傷 88
3.4 新生児の輸血：保存血と血清カリウム値 89

Chapter 4 輸血に伴う合併症 91

4.1 不適合輸血 91
4.2 輸血関連急性肺障害（TRALI） 92
4.3 輸血関連循環過負荷（TACO） 96
4.4 輸血によるウイルス肝炎感染の危険性 101
4.5 鉄過剰症 102

Chapter 5 輸血と周術期アウトカム 105

5.1 大量出血に伴う輸血と予後 105
5.2 輸血とがんの進展 107
5.3 赤血球の保存期間と予後に対する影響 108

Chapter 6 遡及調査と被害者救済制度 111

Chapter 7 自己血輸血 113

Chapter 8 宗教上の理由による輸血拒否患者への対応 115

あとがき 119
索　引 121

Part 1

輸液｜基本編

- **Chapter 1** 輸液と予後
- **Chapter 2** 輸液の考え方の勘違い
- **Chapter 3** Zero-fluid balance
- **Chapter 4** 各種病態と輸液

Chapter 1 輸液と予後

1.1 あなたの輸液は予後を変えるか？

　麻酔科医は毎日さまざまな症例に向き合います。どの患者でも全身麻酔薬、筋弛緩薬、麻薬を用意して待ち受け、いつもと同じに三方活栓から薬を投与すると100％の患者が就眠し、声門は開き、気管挿管を受け入れてくれます。麻酔薬や麻薬の多少の投与量の違いはあるとしても、どの麻酔科医も世界的に同じような麻酔を行っていると思われます。

　手術中は循環動態の変動を抑え、安定した麻酔維持を目指し、無事に手術が完了すれば麻酔薬の投与を終了し、患者は麻酔から覚醒します。患者は回復室に移動し、意識レベルも速やかに回復します。

　このような麻酔の日常において、麻酔科医は患者の予後にどの程度関与しているでしょうか？　どの診療科も手術を行い、その手術の手際によっては患者の予後に関与しますが、麻酔行為は予後に関与するでしょうか？　麻酔科医は主に血圧、心拍数、呼気終末二酸化炭素濃度を指標に呼吸と循環を管理しています。この管理の巧拙によっては予後に関与するかもしれません。患者の予後と術中の血圧との関係を調べた臨床研究では、術中の血圧の高低が予後に影響するという統計結果は心臓外科手術では得られるものの、非心臓手術では得ることはできませんでした[1)2)]。それでは、術中の循環の安定が予後に関与しないのかというと、そうではないという考えもあります。血圧、MAC（minimum alveolar concentration）、BIS（bispectral index）値の3つのパラメータが低いと、術後死亡率が高いという研究です[3)]。これは麻酔科医がコントロールするというよりは、少ない麻酔薬で血圧が下がるような患者は予後が悪いということで、麻酔科医の介入が予後を決めているとは考えにくいものです。

　麻酔薬、筋弛緩薬、麻薬は体から排泄されますが、麻酔科医が投与したもので簡単には排泄されないものがあります。それが輸液と輸血です。これらが予後に影響を与えることがさまざまな研究で示されています。したがって、適正な輸液・輸血を施行することが、麻酔科医にとって患者の予後に関与し、予後に貢献できるのです。

文献

1) Aronson S, Stafford-Smith M, Phillips-Bute B, et al. Intraoperative systolic blood pressure variability predicts 30-day mortality in aortocoronary bypass

surgery patients. *Anesthesiology* 2010; 113: 305-12.
2) Levin MA, Fischer GW, Lin HM, et al. Intraoperative arterial blood pressure lability is associated with improved 30 day survival. *Br J Anaesth* 2015; 115: 716-26.
3) Sessler DI, Sigl JC, Kelley SD, et al. Hospital stay and mortality are increased in patients having a "triple low" of low blood pressure, low bispectral index, and low minimum alveolar concentration of volatile anesthesia. *Anesthesiology* 2012; 116: 1195-203.

1.2 なぜ、過剰輸液をしてしまうのか？

　輸液療法は習慣的な方法が代々受け継がれ、現代に至っています。1920年代に伝染病による脱水症状に対し補液をすることで生命を救ったことから輸液療法が始まり、その後、体に液体を入れるというハードルはいくぶん低くなったようですが、一般的には水と電解質はあまり負荷しないことがよいと考えられていました。

　1960年が外科手術に対する輸液療法の転換点でした。ハーバード大学のProf. Moore、テキサス大学のProf. Shiresらが、出血に対し晶質液で対処する方法を検討し、出血1に対して晶質液3という分かりやすい計算式を提唱しました。論文の題名を見ると、"acute hemorrhage"に対して晶質液のみで対処するにはどうしたらよいかという研究でした。出血性ショックに対する対処法としての輸液投与の考えですが、輸液による蘇生という意味で"fluid resuscitation"と名づけられ、その概念が普及していきました。この研究の背景には、当時の社会状況が深く影響しています。1960年は、朝鮮戦争終了（1953年）後の米国が再びベトナム戦争に突入する時期（1960年12月）でした。戦場での輸血はきわめて困難で、大量の負傷者に十分な血液製剤を準備することは不可能でした。そのため、大量に保存できるリンゲル液を代替品として使用し、救命するにはどうすればよいかということになったのだと思います。

　初期の輸液療法はこのような時代背景のなかで考え出されたものでした（表1-1）。しかし、その後"急性大量出血"に対する輸液療法が、外科手術の輸液療法として受け入れられていくことになります[1]。この頃の米国では、ナトリウムは"昇圧薬"であるという認識があり、大量の生理食塩液が血圧を上げると信じられていました。あまりの極端な大量輸液に対して、"急性大量出血に対する大量輸液療法"を推奨してきたProf. MooreとProf. Shiresは、"moderation"と銘打って警告を発しました[2]。その中で"どのくらいの大量輸液療法に人は耐えられるか"というような研究は意味がなく、出血性ショックに対する大量輸液と、ショックを伴わない出血に対する輸液は根本的に異なり、患者の注意深

表 1-1 大量輸液療法の歴史的背景

1930年代	太平洋戦争前	1931年　Beard：非機能的細胞外液の存在を示唆する。
1940年代		1941年　Ebert：細胞外液は血漿量減少に対する予備液と考えられる。
1950年代	朝鮮戦争勃発	1959年　Shires：細胞外液、血漿量の同時測定の論文を発表する。
1960年代	ベトナム戦争 米国大規模介入	1960年　Shires：出血性ショックに伴う細胞外液の減少を報告する。その後、大量輸液が広まる。 1964年　Shires & Moore：行きすぎた過剰輸液に警告。 1966年　Moore：出血性ショック患者では30％の晶質液が血管に残ることを示す。 1969年　Anderson：兵士の血漿量の減少を報告（細胞外液は減っていない。非機能的細胞外液の存在に疑問）する。

い観察と"生理的な状態"の維持を目標とし、"inundation（浸水）では人を救えない"と結んでいます[2]。このように出血1に対して晶質液3という考え方は、十分に検討されないままに急性の出血性ショックに対する適用から離れ、外科手術に浸透していったのでした。電気メスもない時代の手術は結紮で出血に対応していたのでしょうが、相当量の出血があったと考えられます。どうせ出血するのであれば、前もって入れておこうという考えが出てきてもおかしくありません。欧米では、術前輸液を1〜2l行うところも珍しくなかったようです。

文献

1) Shires GT, Williams J, Brown F. Changing concept of salt water and surgery. *Tex State J Med* 1959; 55: 753-6.
2) Moore FD, Shires G. Moderation. *Ann Surg* 1967; 166: 300-1.

1.3 投与された輸液はどこへ？

　ヒト（成人）の1日の水分摂取量は約2,000ml、ナトリウムは約400mmolです。これらは体の中の主に細胞外液分布領域に広がっていきます。必要な水・電解質の量は同時に抗利尿ホルモン（antidiuretic hormone：ADH）、レニン・アンジオテンシン・アルドステロン系（renin-angiotensin-aldosterone system：RAAS）により正確に制御され、余分に投与されたものはこれらのホルモン分泌を抑制し、尿から不要な分を排泄しています。この反応は時には時間がかかりますが、きわめて正確に行われています。摂取された水2,000ml、ナトリウム400mmol

のうち、ほぼすべてが体外に排泄され、生体の恒常性は保たれています。わたしたちの体重は、毎日変動はするもののほぼ一定に保たれていることからも、ホルモンにより正確にバランスがとられていることが分かります。このように考えると、輸液を投与しても内分泌の作用により必要量は残りますが、必要でなければ体外へ排泄されることになります。

　腎臓では、糸球体において大量の水とナトリウムがいったん、血管から尿細管に排泄されています。その量は100ml/minにも及びますが、ヘンレ係蹄を経て、その99％の水とナトリウムが集合管に至る間に再吸収されています。すなわち、ほとんどの水・電解質はひとたび排泄されるものの、その必要量は正確に計算され、水門を閉じるタイミングを微妙に調整することにより体内に残留させる量を決めているのです。糸球体濾過量がとても多いのは、調節範囲を幅広く取り、生体の恒常性を広い範囲で保つことができるようにするためです。大量に水分を摂取すれば、そのほとんどを排泄することができますし、摂取量が少なければ排泄させなければよいのです。哺乳類は水から陸に上がりました。さらに進化する過程で尿細管が長くなり、腎臓での尿濃縮能が格段と向上しました。生理的には、このような水・電解質の調節系がよく機能していますが、手術のような侵襲が加わると、この調節系が変調を来してきます[1]。いわゆるストレスホルモンが分泌過剰になると、水・電解質が貯留するようになります。手術中の痛みは生体に及ぼすストレスとして働き、水を貯留させますが、痛みばかりではなく、"麻酔"という通常の生体には非生理的な状態も、この水貯留を促していると考えられています[2]。RAAS、バソプレシンがこの調節機構の主役ですから、体液管理はこれらの内分泌系をコントロールすることがもっとも大切になるでしょう。痛みを与えない麻酔では尿量も確保できるという報告もありますから、ストレスの軽減は体液管理につながっています。

> **Point**
> - ヒトは、通常、摂取した水と電解質はその総量に変化がないように体外へ排泄している。
> - 手術・麻酔という非生理的な状態では、摂取した体液の排泄が遅れる。
> - 体液の排泄の遅れは、ストレスに伴う内分泌の変化によるものである。

文献

1) 飯島毅彦．1．輸液と循環血液量．For professional anesthesiologists　周術期の輸液．東京：克誠堂出版; 2008．p.3-19．
2) Norberg A, Hahn RG, Li H, et al. Population volume kinetics predicts retention of 0.9% saline infused in awake and isoflurane-anesthetized volunteers. *Anesthesiology* 2007; 107: 24-32.

1.4　術後の体重増加と合併症

　手術中の輸液は速やかに体外に排泄されることもありますが、時には体内に貯留しやすい状態となり、輸液しているにもかかわらず尿が少ないことがあります。尿を出すために、さらなる輸液をしてしまうという悪循環に陥ることがあります。体内に残った輸液は術後の体重増加となって現れます。過剰輸液と術後合併症の関係は、ベルギーにおける多施設共同研究で明らかにされました。Brandstrupら[1]は、術中輸液をほぼ維持量とし、禁飲水やサードスペースロスを計算に入れない輸液投与群と、これまでの標準的輸液投与群の術後体重変化と術後合併症の関連を検討しました。その結果、手術時間によらず、輸液量が多く、体重増加が大きい症例で合併症が多いことを示しました（図1-1、図1-2）。体重増加は術後6日間続き、術中のナトリウム負荷が解消されるには時間を要することが分かりました。Lowellら[2]は、体重増加が20％以上であった患者の死亡率はほぼ100％であることを示しています。生体は水を体内にリザーブすることができます。しかし、生体の許容範囲を超えた大量輸液は、確実に合併症を増やすことが明らかになりました。

　これまで、輸液を制限するか（restrictive）、あるいはふんだんに与えるか（liberal）の臨床研究が行われてきました。これは、適正な輸液量を探るというよりは、これまで安全と考えられてきた細胞外液輸液は、ふんだんに与えても果たして安全かどうか、術後の合併症の原因となっていないかという研究がなされてきました。輸液による生体への影響は何か？　これもつかみどころがないため、研究のエンドポイントは全体の合併症の発生率や、場合によってはスパイログラムによる呼吸機能を調べたものまで、さまざまありました。その中で腹部外科手術での腸管の動きを観察したLoboら[3]の論文が、外科手術部位に対する輸液の直接的な影響を見たものでした。術中輸液量を3l以上にした群と2l以下に抑えた群では、アイソトープで確かめられた腸管蠕動運動の回復に明らかな違いが出ました。輸液量が多い群では回復が1日から2日遅れ、入院期間にも3日間の差が見られました[3]。輸液量によって吻合した腸管がリークしやすいかどうかを調べた実験もあります。ウサギでの実験

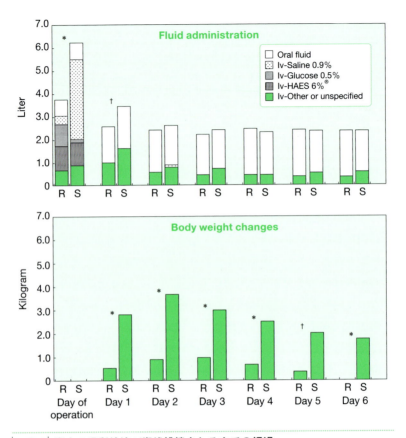

図 1-1 術中の過剰輸液が術後排泄されるまでの経過

R：輸液を制限した群、S：輸液を通常の計算法（禁水分や欠乏量を算定に入れたもの）で投与した群
術中に通常の計算で投与した群は6ℓ以上の水分を与えており、制限群では4ℓ弱である。術後の摂取量は両群とも同じであるが、術後1週間にわたって、2kg以上の体重増が続いており、術中の過剰輸液が排泄されるにはかなりの時間がかかることが示されています。

Brandstrup B, Tønnesen H, Beier-Holgersen R, et al. Effects of intravenous fluid restriction on postoperative complications: comparison of two perioperative fluid regimens: a randomized assessor-blinded multicenter trial. Ann Surg 2003; 238: 641-8 より引用

ですが、30 ml/kg/hr、100 ml/kg/hrの晶質液、あるいは30 ml/kg/hrの膠質液を投与した群で腸管が哆開する圧を調べました。その結果、100 ml/kg/hrの晶質液を投与した群がもっとも低い圧で吻合が剝がれ、膠質液を投与した群がもっとも剝がれにくかったというものでした[4]。腸管の浮腫はしかたなくできるものではなく、輸液の投与量に影響を受け、さらに予後にも影響を与えることは注意する必要があるでしょう。

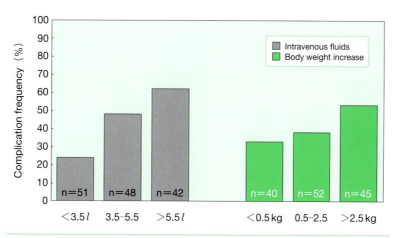

図1-2 輸液量と体重増加および術後合併症

術中の輸液量に比例して術後合併症は増加します。この体重増加量が大きいほど術後合併症は増加することが示されています。

Brandstrup B, Tønnesen H, Beier-Holgersen R, et al. Effects of intravenous fluid restriction on postoperative complications: comparison of two perioperative fluid regimens: a randomized assessor-blinded multicenter trial. *Ann Surg* 2003; 238: 641-8 より引用

> **! Point**
> ● 手術中の過剰輸液は、排泄させるまでに時間がかかる。
> ● 体重を増加させる輸液は、合併症を起こす原因となる。

文献

1) Brandstrup B, Tønnesen H, Beier-Holgersen R, et al. Effects of intravenous fluid restriction on postoperative complications: comparison of two perioperative fluid regimens: a randomized assessor-blinded multicenter trial. *Ann Surg* 2003; 238: 641-8.

2) Lowell JA, Schifferdecker C, Driscoll DF, et al. Postoperative fluid overload: not a benign problem. *Crit Care Med* 1990; 18: 728-33.

3) Lobo DN, Bostock KA, Neal KR, et al. Effect of salt and water balance on recovery of gastrointestinal function after elective colonic resection: a randomised controlled trial. *Lancet* 2002; 359: 1812-8.

4) Nessim C, Sideris L, Turcotte S, et al. The effect of fluid overload in the presence of an epidural on the strength of colonic anastomoses. *J Surg Res* 2013; 183: 567-73.

Chapter 2 輸液の考え方の勘違い

2.1 禁水分と不感蒸泄による水分不足

　術前に水を飲まない時間、すなわち禁水分の水分量を欠乏量として計算することが周術期輸液の基本とされています。Millerの教科書でも"1時間あたりの維持量に時間をかけたもの"が禁水分の欠乏量として示されており、例：110ml×禁水分時間として計算されています。麻酔科学のバイブルとされている内容を誤りだというわけではありません。しかし、これを不足分として投与するかどうかは議論してもよいと思います。ヒトにとっての水は一定量を蓄えるわけではなく、体の中を通過して出ていくのです。水分出納は、入ってきたときは一時的にわずかに増えますが、そのうち出ていくのです。その変動の中で生命活動を行っているので、改めて水を通過させる必要があるかどうか疑問です。この生理的な変動は細胞外液量の変動です。成人の細胞外液量はどのくらいあるでしょうか？　体重60kgのヒトで15l程度あると思われます。体液の分画の中で、細胞の中の液体である細胞内液の恒常性を保つことは最優先となりますから、発汗や利尿による体液の喪失に対して変動するのは細胞外液です。15l以上もありますから、多少の変動があってもたいしたことではありません。これは、あくまで細胞外液の生理的な変動範囲です。朝、500mlの水を摂取する人がいるとすると、これは細胞外液15lのうちの0.5lにすぎないのです。麻酔中に特に気になるのは、循環血液量が不足するような事態に陥っていないかどうかです。暑い部屋の中で運動をさせて大量に発汗させた実験でも、体液量の1％程度を喪失させても循環血漿量の喪失はわずかであり、体液量の2％を喪失して初めて循環血漿量が減少したと報告されています（図2-3）[1]。すなわち、禁水分の水分の喪失は、少なくとも循環血液量の不足を起こすことはないのです[2]。

　不感蒸泄はどうでしょうか？　腹腔や胸腔にある臓器が外気にさらされることで水分が蒸発していくと考えられ、その水分喪失も算定するように考えられてきました。しかし、この不感蒸泄量も実験により確かめられており、実際にはそれほど多いものではなく[3]、禁水分の水分量を算定しなくてもよいように、細胞外液量全体から考えればわずかなものです。これも輸液計画に入れる必要はありません。少なくとも、術中にはそれ以上に輸液をしてしまうのです。

　このように禁水分や不感蒸泄といった水分の不足を考えるようになっ

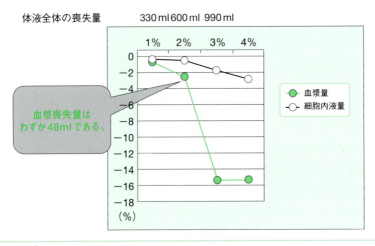

図2-3｜体液量の喪失と血漿成分の喪失量

40度の高温環境で労働をさせた際の体液量の変化を見たものです。全体液量の2%を発汗などで失っても、実際の血漿喪失量はごくわずかです。細胞内液量を維持することが最優先され、その次に血漿量が優先されます。細胞外液量は、喪失があった際の変化を緩衝する蓄えとして機能しています。

Singh MV, Rawal SB, Pichan G, et al. Changes in body fluid compartments during hypohydration and rehydration in heat-acclimated tropical subjects. *Aviat Space Environ Med* 1993; 64: 295–9 よりグラフを作成

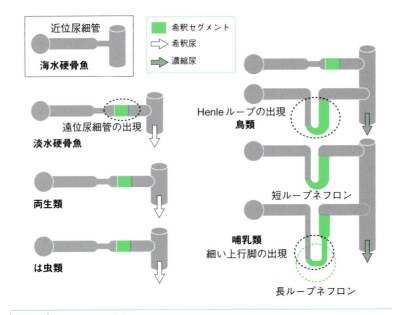

図2-4｜ネフロンの進化

鳥類では、希釈セグメントを折り曲げて対向流を形成することによって、濃縮機能を獲得した。哺乳類では、長ループネフロンが加わり、尿素を利用することによって高い濃縮を達成した。

今井　正．生物はどのようにして海から陸へ適応したか．ソルト・サイエンス・シンポジウム　2009, www.saltscience.or.jp/symposium/1-imai.pdfより引用

たのは、麻酔を導入すると血圧が下がることから、血液量が不足している、それを補わなければならないと考えてきたからです。しかし、麻酔導入により血圧が下がるのは血管が拡張するからであり、循環血液量が

不足しているからではありません。また、細胞外液の不足を血液量の不足と混同しているから、輸液により血圧を制御しようという発想になるのだと思います。細胞外液量と循環血液量は異なるものだという考えを理解すれば、本書の他の項目も理解しやすくなると思います。

ヒトは進化の過程で水中から陸上に上がってきた生物です。哺乳類は水分を体に保持する機能が優れており、尿濃縮力を向上させてきました（図2-4）[4]。オーストラリアのMarik教授は"ヒトはhypovolemiaには耐えられるようになっているが、むしろhypervolemiaに弱い"と述べています[5]。少なくとも予定手術患者であれば、脱水は懸念しすぎないほうがよいでしょう。

> **Point**
> - ヒトにとって水は、体内を通過していくものである。禁水分の水は、体内を通過していかなかったものであり、不足分として補う必要はない。
> - 禁水分、不感蒸泄による水分喪失は、細胞外液のわずかな喪失であり、血液の不足ではない。

文献

1) Singh MV, Rawal SB, Pichan G, et al. Changes in body fluid compartments during hypohydration and rehydration in heat-acclimated tropical subjects. *Aviat Space Environ Med* 1993; 64: 295–9.
2) Jacob M, Chappell D, Conzen P, et al. Blood volume is normal after pre-operative overnight fasting. *Acta Anaesthesiol Scand* 2008; 52: 522–9.
3) Lamke LO, Nilsson GE, Reithner HL. Water loss by evaporation from the abdominal cavity during surgery. *Acta Chir Scand* 1977; 143: 279–84.
4) 今井　正．生物はどのようにして海から陸へ適応したか．ソルト・サイエンス・シンポジウム　2009, www.saltscience.or.jp/symposium/1-imai.pdf
5) Marik P, Bellomo R. A rational approach to fluid therapy in sepsis. *Br J Anaesth* 2016; 116: 339–49.

2.2 ナトリウム分布の誤解

輸液療法に対する誤解の中で、ナトリウム（Na）濃度の高い輸液は血管内容量を増やす作用があるという考えがあります。食塩の多い食事を摂るとナトリウムが貯留し、循環血漿量が増え、高血圧になるという

ことが教えられているからです。慢性的に塩分過多の場合には、高血圧との関係が指摘されています。そのメカニズムは循環血漿量の増加でしょうか？　多くの成書では、

Naの摂取量増加　→　血管内のNa増加　→　浸透圧差で血管内に水を引き込む　→　血管内容量の増加　→　高血圧

という図式が出てきます。

　この中に大きな誤りがあります。ナトリウムは晶質といわれる小さい分子です。ナトリウムが作り出す浸透圧は、ナトリウムを通過させない細胞膜の前後で発生するものです。血管内外の水の動きは膠質浸透圧と呼ばれます。したがって、ナトリウムが多いからといって血管内に水を引くことはありません。ナトリウムが作り出す浸透圧は晶質浸透圧なので、細胞内液から水を引いてくるのではないかという仮説もありますが、もっとも恒常性を維持している細胞内環境が変わることは考えにくいです。

　あえてナトリウム貯留と血漿量の関係を考えると、ナトリウムの摂取に対して、排泄が遅れて体内ナトリウム総量が増えたとすると、細胞外液量が増えるでしょう。細胞外液量の一分画が血漿量とすると血漿量も増えるであろうという仮説はありますが、血液量が増えないことも示されています[1]。現在考えられているナトリウム摂取に伴う高血圧発症の仮説は、わずかに上昇する血中ナトリウム濃度が脳に作用する、あるいは直接的にアンジオテンシンⅡを上げるといったものです。いまだに解明されていないメカニズムです[2]。

　ナトリウム摂取量と高血圧の関係は認められていますが、これは慢性的な病態であり、等張液である細胞外液の投与では、少なくともナトリウム負荷による昇圧作用がないことに疑問の余地はないでしょう。

　誤解されやすいのは、細胞外液輸液はよりナトリウム濃度の低い輸液製剤と比較して、血管内容量を増やしやすいという考え方です。晶質液であるかぎり、血管というバリアーは半透膜ではなく、速やかに血管外にも漏出し、腎でも排泄されます。

　晶質液の組成により、細胞内液、外液分画への移行に違いがあると説明されていますが、急性期の晶質液投与では細胞内液までの移行は考えにくく、多くは排泄されると考えてよいでしょう。ナトリウム濃度の高い細胞外液製剤は、あくまで細胞外液領域に分布し、血管内容量を増やすものではないと理解しましょう。このように説明すると、血管内容量をまったく増やさないといっているととらえられがちですが、そうではなく、血管内容量が不足している出血性ショックのような病態では血管

内容量を増やしますが、血管内容量を必要以上に増やすものではありません。"context sensitive"という言葉が、この動態を表すのに適切かもしれません。内容量に依存して、その動態が変わるのです。

> **Point**
> ● ナトリウムは、血管内に水を引く溶質ではない。
> ● 細胞外液は、あくまで間質を含めた細胞外液分布領域に広がるものである。

文献

1) Krieger JE, Liard JF, Cowley AW Jr. Hemodynamics, fluid volume, and hormonal responses to chronic high-salt intake in dogs. *Am J Physiol* 1990; 259: H1629–36.

2) de Wardener HE, He FJ, MacGregor GA. Plasma sodium and hypertension. *Kidney Int* 2004; 66: 2454–66.

2.3 輸液は血液の代わりになるか？

　多くの教科書には、投与した細胞外液量の1/3ないし1/4は血管内に残ると記されています。投与された晶質液は、一定の割合で血漿増量効果があると信じられています。しかし、実際に循環血液量を測定した研究では、輸液のin-out balanceと術前・術後の循環血液量の間には関連が認められていません。Rehmらは婦人科患者13名のin-out balanceと循環血液量の変化を調べたところ、13名の晶質液と尿量とのin-out balanceの平均値は3,800 mlのプラスバランスでしたが、循環血液量の平均値は減少していたことを報告しています[1,2]（図2-5）。すなわち、術中に投与した晶質液3,800 mlは術後循環血液量に影響を与えていないということになります。また、心臓外科症例での検討でも、プラスバランスにかかわらず、その多くで循環血液量の減少が報告されています[3]。一方、脳神経外科症例では、術後の血液量の減少と血中カテコラミン濃度の関連が報告され、術後循環血液量はin-out balanceではない因子により血液量が調節されていることが示されています[4]。in-out balanceでプラスであれば、体内のどこかにその水分は残っています。しかし、血液量が増えていないということは血管外の細胞間質に貯留していることになります。これらのことを考えると、術中の晶質液はあく

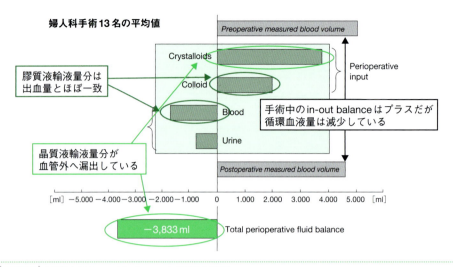

図2-5 手術中のin-out balanceと循環血液量

術前の循環血液量は5,104ml（4,099-6,004ml）であり、術後の循環血液量は4,621ml（3,802-5,170ml）でした。手術中の出血量に対しては、ほぼ同量の膠質液で補充しました。約12ml/kg/hrで投与した晶質液総量は3,800ml（800-8,000ml）であり、尿は750ml（100-1,950ml）であり、プラスバランスでしたが、血液量に反映していないことから著者らは3,833mlの水分ロスが起こったのではないかと推察しています。すなわち、投与した晶質液は血液量に影響を与えず、血管外へ漏出していることを示しています。

Rehm M, Haller M, Brechtelsbauer H, et al. Extra protein loss not caused by surgical bleeding in patients with ovarian cancer. *Acta Anaesthesiol Scand* 1998; 42: 39-46のデータをChapell D, et alが改変引用

　まで細胞外液領域に分布することがよく分かります。その血管内外への分布は一定の割合ではないので、晶質液の投与量を調節しても、術後の循環血液量を調節することは困難であることが分かると思います。

　西村ら[5]は、ヘモグロビン値の変化から血管内外の水の流れを推定する手法を用いて、投与した輸液量がどの程度血管内に残るかを推定しています。その結果、血管内に貯留する水の量（血漿増量作用効果）は、輸液量に比例しないことが示されました（図2-6）[5]。投与した晶質液の一定の分画が血漿増量作用を持つのであれば、少なくとも輸液量と血管内貯留量との間に相関があるはずです。少なくとも、この研究対象症例では、晶質液が一定の割合で血漿を増やすということは示されませんでした。一方、血管外に流出する量（尿を含む）を計算すると、漏出量は輸液量に比例しました（図2-7）[5]。すなわち、晶質液は血管に投与されますが、速やかに細胞外液領域に拡散し、必要がないものは尿として排泄されることを示しています。

　このように晶質液を投与する目的は、血管外も含めた細胞外液分布領域に水・電解質を与えることであって、血管内容量を増やす効果は不確実であることから、意図的に血管内容量を増やすことはできないと考えるべきでしょう。

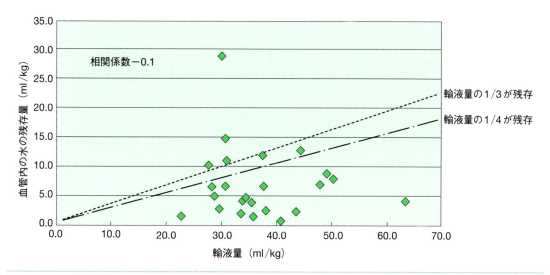

図2-6　輸液投与量と血管内残存量の関係

血管内輸液残存量を推定しました。投与輸液量と残存量の間にはまったく相関関係がないことが分かります。すなわち、血管内残存量（血漿増加量）は投与量には関係なく、他の因子で決められていることが分かります。

Nishimura A, Tabuchi Y, Kikuchi M, et al. The amount of fluid given during surgery that leaks into the interstitium correlates with infused fluid volume and varies widely between patients. *Anesth Analg* 2016; 123: 925–32 より改変引用

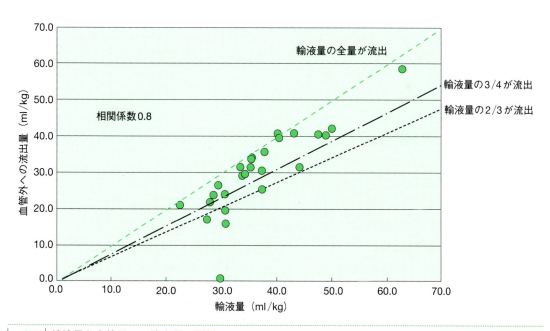

図2-7　輸液量と血管外への流出量の関係

手術中の輸液量と血管外への水の流出量を血中ヘモグロビン濃度の変化で定量化したものです。このグラフで表されているように、血管外への流出量（尿を含む）は投与した輸液量に依存しています。研究対象はASA PS1から2の健康成人であり、手術内容は顎整形術で出血量は500ml以下の症例です。ほとんどの症例で投与した輸液の80％以上が血管外へ流出しているのが確認されました。一方、血管内へ貯留した量は輸液量に依存せず、輸液の血管内容量増加作用は輸液量依存ではありませんでした。血管内容量を増やすために輸液量を増やしても、思ったように血管内容量は増加しないということが示されました。

Nishimura A, Tabuchi Y, Kikuchi M, et al. The amount of fluid given during surgery that leaks into the interstitium correlates with infused fluid volume and varies widely between patients. *Anesth Analg* 2016; 123: 925–32 より改変引用

> **Point**
> ● 晶質液輸液は、血管外を含めた細胞外液分布領域に与えるものである。
> ● 血管内容量を増やすことを目的に輸液しても、計算どおりに血管内容量を増やすことはできない。

文献

1) Rehm M, Haller M, Brechtelsbauer H, et al. Extra protein loss not caused by surgical bleeding in patients with ovarian cancer. *Acta Anaesthesiol Scand* 1998; 42: 39–46.
2) Chappell D, Jacob M, Hofmann-Kiefer K, et al. A rational approach to perioperative fluid management. *Anesthesiology* 2008; 109: 723–40.
3) Bremer F, Schiele A, Sagkob J, et al. Perioperative monitoring of circulating and central blood volume in cardiac surgery by pulse dye densitometry. *Intensive Care Med* 2004; 30: 2053–9.
4) Hirasawa K, Kasuya H, Hori T. Change in circulating blood volume following craniotomy. *J Neurosurg* 2000; 93: 581–5.
5) Nishimura A, Tabuchi Y, Kikuchi M, et al. The amount of fluid given during surgery that leaks into the interstitium correlates with infused fluid volume and varies widely between patients. *Anesth Analg* 2016; 123: 925–32.

2.4 急速輸液の効果

　麻酔導入直後に血圧が低下すると"結構、ハイポだね"と言いながら、輸液を急速に投与することがよく見受けられます。少しすると血圧も上昇するので、輸液してよかったと思います。この手技の妥当性に多くの人は口を挟まないでしょう。その10分ほどの間に入れた200 ml程度の輸液が、はたして血圧を上げたのでしょうか？　麻酔中とはいえ、圧受容体反射は起こりますから、低血圧により反射的に血管が収縮したことが昇圧の主因だと考えるのが妥当でしょう。投与した輸液は投与速度が速ければ速いほど、循環血液量を一過性に増加させます。これは投与量ではなく、投与速度に依存します。晶質液の急速投与が、血漿量をどのくらい増加させるかを見てみましょう。ヒツジに15分間、それぞれ25 ml/kg、50 ml/kg、100 ml/kgの急速輸液を行った際のヘモグロビン濃度の変化から血漿量の増加度を推測しています。輸液投与中は順調に血液は希釈されており、投与中の血漿量の増加が確認されていますが、投与を中止すると希釈されたヘモグロビン濃度が速やかに元に戻るのが

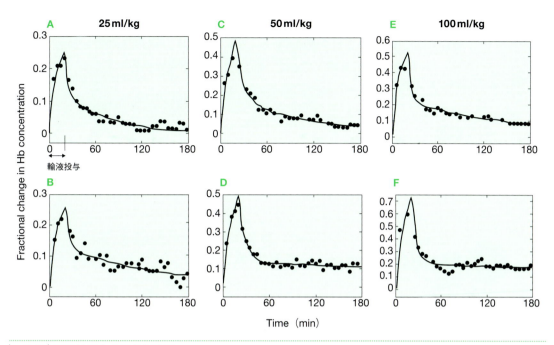

| 図2-8 | 輸液速度と血漿増量作用

ヒツジに急速輸液を行い、その際のヘモグロビン濃度をプロットしたものです。15分間で、それぞれの量（A、B：25ml/kg、C、D：50ml/kg、E、F：100ml/kg）を急速投与しました。輸液投与中はヘモグロビン濃度は急速に薄まりますが、投与を中止すると速やかに低下しました。180分後でも、ある程度希釈されていますが、血漿の増加量はわずかです。25ml/kg、50ml/kgの投与でも、約90％の輸液が血管外へ出ていくことを示しています。

Svensen CH, Brauer KP, Hahn RG, et al. Elimination rate constant describing clearance of infused fluid from plasma is independent of large infusion volumes of 0.9% saline in sheep. *Anesthesiology* 2004; 101: 666-74より引用

分かります（図2-8）[1]。急速輸液中に血漿増量作用があり、さらにその効果は速度依存性だということが分かります。**速い速度で輸液をすれば、血漿量は投与している間だけ増量作用があります。**これは穴の開いている器に水を溜めているのと同じです。出ていく速度以上の速度で水を注げば水位は上がっていきます。しかし、注ぐのを止めれば水位は下がるのです。

一時的に増加した血管内の水分は、速やかに血管外へと流れ出していきます。残るものは何でしょうか？ 組織に貯留した水です。組織に貯留した水は、おそらくリンパを通して血管内に再び戻るかもしれませんが、大量であれば時間がかかると推察されます。すべての患者で血管内容量の増加を期待できないわけではなく、患者の一部では血管内容量の増加もあります。しかし、その効果は不確実ということです。

麻酔薬の作用に伴う血圧低下に対する急速輸液は一時しのぎのものであり、推奨されませんが、急速な出血に対する急速輸液は意味があります。急速な出血で止血のめどが明らかではない場合は、どのくらいの出血量になるのかも分かりません。出血量がある程度分かっていれば、それに応じて膠質液で対応するか輸血で対応するかが決められますが、先

の見えない状況では、とりあえず血圧を維持することが先決です。急速な輸液は投与中は血漿量を増加させますから、先が見えるまで血管収縮薬を用いながら血圧を維持することは、時には妥当な方法といえるでしょう。

文献

1) Svensen CH, Brauer KP, Hahn RG, et al. Elimination rate constant describing clearance of infused fluid from plasma is independent of large infusion volumes of 0.9% saline in sheep. *Anesthesiology* 2004; 101: 666-74.

2.5 尿が出ないのはハイポである

　手術中に尿量が少ない場合、水分が足りないと判断し、上級医が麻酔の担当者に輸液負荷を指示することがしばしば見られます。本当に患者にとって、水が不足しているのでしょうか？　予定手術患者であり、術前に普通に生活していた人は、術前の経口摂取が制限されていても乏尿となるような脱水には陥りません。超高齢者や出血を伴っている緊急手術患者では、確かに高度の脱水を伴っていることもあるでしょうが、このような患者はごく一部でしょう。ヒトの細胞外液量は体重の約30%であり、体重60kgの人であれば約15lあまりの容量があります。それに対して血管内の水分量は約3lです。間質にとどまっている細胞外液は、血管内容量が減少したときには血管内に流入し、その減少を補っています。出血したときにヘマトクリット値が低下することから、血管外から水が流入していることが分かります。出血に伴う輸液投与で薄まっていると考えるかもしれませんが、輸液をしていない、出血で搬送された救急患者はやはりヘマトクリット値が下がっていますから、輸液というよりも、生体内での水の移動と考えるほうが合理的です。このように血管内容量は、その外側に位置している間質の細胞外液量で支えられているのです。この細胞外液量は大量に存在するので、よほど大量に失われないかぎり、血管内容量を補完できないほど減少することはありません。

　乏尿の原因は、腎前性、腎性、腎後性とに分けられます。腎前性の原因による乏尿を疑う場合は、腎血流量を増やすことが治療になります。麻酔科医は血圧や血流を意識して麻酔を管理していますから、乏尿は血液量の不足、あるいは水分の不足と考えがちですが、術前に問題のない予定手術患者では、乏尿は多くは脱水以外が原因です。麻酔や手術は体にストレスを与えることにより、"抗利尿"に傾きます。主に影響を与え

るのは抗利尿ホルモン（ADH）、レニン・アンジオテンシン・アルドステロン系（RAAS）でしょう。手術中に感じる痛みやストレスは、これらの内分泌を刺激します。これらのホルモンは水の再吸収を増やしたり、輸入細動脈の収縮、輸出細動脈の拡張による糸球体濾過を低下させます。このような反応が乏尿を招くのです。したがって、原因除去療法としてストレスを与えないように鎮痛を図ることが大切です。局所の神経ブロックや中枢性の鎮痛薬の投与などで、痛みのシグナルを遮断すると抗利尿ホルモンの分泌抑制は解除され、手術に伴う抗利尿が起こりにくくなります。

> **! Point**
> ● 尿が出ないのを脱水と短絡的に判断しない。
> ● 乏尿の原因は、手術・麻酔によるストレスが多い。

2.6 輸液は腎を保護するか？

　十分な輸液をしないと糸球体濾過量が低下し、尿細管壊死を起こすので、尿量が確保できるような輸液量が必要とされてきました。手術部位の浮腫により水が盗られるから、腎血流を保つために十分な輸液をすべきであると考えられてきたのです。別項でサードスペースについて述べますが、はたして輸液を多くすると腎臓は保護されるのでしょうか？
　このロジックは以下の仮説でつながっています。

輸液をする　→　腎血流量が増える　→　糸球体濾過量が増える　→　腎を保護する

　まず、輸液を増やすと腎血流量は増えるでしょう。しかし、輸液による腎血流量の一過性の増加が、糸球体濾過量を増やすのに有効な方法でしょうか？　糸球体濾過量は腎灌流圧に依存します。したがって、血圧を維持することが、より効果的に糸球体濾過量を増加させるのです[1]。むしろ、一過性の腎血流量の増加を期待して輸液を増やすことは、効果が少なく、弊害が多いと考えられています。急性腎障害（AKI）により透析が導入された患者において1年後の予後予測因子を検討したところ、回帰分析の結果、透析導入前の大量輸液が予後を悪くする因子として抽

出されています[2]。輸液量を多くして糸球体濾過量を増やすことにより、腎尿細管壊死を防ぐというシナリオは示されておらず、かえって障害を助長することがあることを認識するべきでしょう。ドパミンやフロセミドも尿を増やしますが、必ずしも腎保護的に働くということは示されていません。尿を保つことが腎を保護するという概念は、見直されています。

> **Point**
> ◉ 大量輸液は、腎臓に対しても為害作用がある。
> ◉ 糸球体濾過量を維持するのは輸液量ではなく、腎灌流圧である。

文献

1) Badin J, Boulain T, Ehrmann S, et al. Relation between mean arterial pressure and renal function in the early phase of shock: a prospective, explorative cohort study. *Crit Care* 2011; 15: R135.
2) Heung M, Wolfgram DF, Kommareddi M, et al. Fluid overload at initiation of renal replacement therapy is associated with lack of renal recovery in patients with acute kidney injury. *Nephrol Dial Transplant* 2012; 27(3): 956-61.

2.7 追っかけ輸液

　日常の臨床でよくみられる輸液の方法のひとつです。輸液をしても尿が出て、いつまでもプラスバランスにならない。だからプラスになるまで輸液速度を上げる。輸液の速度を上げても、さらに尿が出てしまう。どうしたらよいでしょうか？

　これは、名づけるとすると"追っかけ輸液"といえるでしょう。予定手術の患者さんで術前に普通の生活をしている人であれば、体液はほぼ足りていると考えればよいのです。入れた輸液は余分なものですから、体外に排泄されます。出れば補うという考えでいくと200 mlを30分で入れて、尿が200 ml出てしまった。そのほか"不感蒸泄"を考えるとマイナスになってしまう。次は500 mlを入れよう。また、500 ml出てしまった。まだまだ、マイナスだ。今度は700 ml入れよう。という具合に投与速度はエスカレートしていきます。しかし、入れれば入れるほど出ていくのです。よく考えると、わたしたちは輸液を投与していますが、

すべて体を通過して体外に排泄されているだけなのです。輸液速度を上げた意味はあったでしょうか？　ただ、体外に排泄する速度が上がっただけです。

　この考え方の元は"不感蒸泄"や"術前の禁水分の脱水"という考え方が大いに影響しています。手術患者にはこれらのマイナス分を補充しなければならないと考えるため、輸液をプラスバランスにしなければと考えるわけです。手術中は血糖値もやや高くなるために、浸透圧により利尿がつき尿は出やすくなります。局所麻酔によるブロックやレミフェンタニルのおかげで患者がストレスを感じなくなり、抗利尿ホルモンの分泌も抑えられると抗利尿に働く因子はなくなります。そのため、やや高い血糖値も手伝って利尿がつくのだと思います。成人の体には15l程度の細胞外液があります。いくぶんマイナスになっても十分な水分を体に蓄えていますから、循環に影響が出るほどの脱水とははるかにほど遠いものです。

　これは、高度の脱水患者や、もともと抗利尿ホルモン分泌が抑制されている患者には当てはまりません。血清Na値が上がっていくような場合には、注意が必要かもしれません。ただ、健康成人の予定手術患者では、マイナスをあまり恐れなくてもよいでしょう。むしろ、過剰に輸液を追っかけることは避けましょう。

> **Point**
> - 追っかけ輸液をしない。
> - 入れれば、入れるだけ出ていく。
> - 不感蒸泄、術前禁水分の脱水を無理に補充しなくてもよい。生体内の貯蔵水分量に比べれば、わずかだから。

Zero-fluid balance

　サードスペース、不感蒸泄、禁水分といった、手術に伴い不足すると考えられてきた不足量を必要輸液量の算定には不要であるとする考えに基づくと、理論的には基礎的な維持輸液量と出血や滲出液に対する補充のみが術中輸液の必要量となります。この方針で輸液量を計画し、術後の予後に影響を与えるかが検討されました。これはデンマークの全国の病院による多施設研究として行われました[1]。

　維持輸液量を基本として、出血に対しては適宜補充する輸液療法ですが、当時はそれまでの輸液量よりもかなり少なくなるので、restricted（制限）輸液療法と呼ばれました。しかし、この研究を行ったデンマークの外科医のBrandstrup[1]は、"輸液量を制限しているわけではなく、必要量を与える輸液療法であるのでrestrictedとは呼ぶべきではない"と考え、過剰に入れないという意味でzero-fluid balanceという用語を使いました[2]。

　この臨床研究では、これまでのスタンダードであるサードスペースや術前禁食・水分を含めた輸液療法を行った群と、zero-fluid balance群とで比較しました。ここでは、術中に入れた輸液が術後どの程度体内に残るかが注目されました。その結果、術中の過剰輸液分による体重増加が7日間も持続することが示されたことは **1.4** 術後の体重増加と合併症の項でも述べました。術後の予後はzero-fluid balanceが優れており、すべての合併症、手術部位の合併症、心血管イベントのいずれの項目でも有意な差が得られました。

　これまでの輸液療法を学んできた人たちは、大きな手術に対しては、輸液量が多く必要ではないかという考えがあります。輸液を制限すると、血圧が保たれないのではという心配もあります。Wuethrichら[3]はあらかじめノルアドレナリンの持続投与をしながらzero-fluid balanceを回腸導管手術患者の麻酔管理に応用しました。その結果、術後の合併症がzero-fluid balance群では少なかったことを報告しています。回腸導管のような比較的侵襲の大きな手術でも、輸液量は維持量レベルでもよいという考えは大きなパラダイムシフトです。

　これまで述べてきたように晶質液輸液投与の目的は、細胞外液の補充であって、血液量を増量することではないということです。むしろ入れた輸液の多くは血管外に貯留し、間質浮腫を作ります。これらの考えを基にすれば、zero-fluid balanceはごく当たり前の輸液療法だと考えられます。麻酔中の血圧低下に対しては輸液負荷ではなく、血管収縮薬を使用するというのも麻酔中の非生理的な血管の容量−圧特性をより生理

的な状態に戻すという意味で不自然なものではありません（理論編：**3.3** unstressed volume と stressed volume の項参照）。臨床においては患者の予後が最優先ですから、予後を悪くするような原因を輸液療法で作らないようにしなければなりません。zero-fluid balance は予後を積極的に良くするという輸液法ではありませんが、"予後を悪くする原因にならない"輸液法であるということです。

　zero-fluid balance は多くの手術患者に適用できる考えだと思いますが、それぞれの病態に応じて体液管理は考える必要があります。以後の章では、各病態における体液管理について考えたいと思います。

> **Point**
> ● 輸液は細胞外液の補充と考えると、必要以上の輸液は入れない。
> ● 体重増加、すなわち間質の浮腫をできるだけ軽減する輸液法を考えよう。
> ● 血圧低下に対しては輸液によって対処するのではなく、血管収縮薬も併用しよう。

文献

1) Brandstrup B, Tønnesen H, Beier-Holgersen R, et al. Effects of intravenous fluid restriction on postoperative complications: comparison of two perioperative fluid regimens: a randomized assessor-blinded multicenter trial. *Ann Surg* 2003; 238: 641-8.

2) Brandstrup B, Svendsen PE, Rasmussen M, et al. Which goal for fluid therapy during colorectal surgery is followed by the best outcome: near-maximal stroke volume or zero fluid balance? *Br J Anaesth* 2012;109:191-9.

3) Wuethrich PY, Burkhard FC, Thalmann GN, et al. Restrictive deferred hydration combined with preemptive norepinephrine infusion during radical cystectomy reduces postoperative complications and hospitalization time: a randomized clinical trial. *Anesthesiology* 2014; 120: 365-77.

Chapter 4 各種病態と輸液

4.1 敗血症の病態と輸液の行方

1 敗血症の病態

　敗血症は血管透過性亢進を伴う病態であり、循環血液量の減少による血圧の低下が組織循環を減少させ、悪循環に陥る病態です。血管からの水の漏出に打ち勝つように輸液の速度を上げることにより循環血液量を保ち、血圧を維持させることが治療の現場では行われています。膠質液のような血管内に貯留が期待できる輸液製剤は血圧維持には有効ですが、この病態では大きな分子までも血管外に漏出するために間質の水の貯留も伴うことになり、これがかえって予後を悪くする原因にもなっています。そのため、晶質液の大量投与が必要と考えられてきました。

　かつて2012年のガイドラインでは、中心静脈圧（central venous pressure：CVP）を8〜12mmHgに保つという大量輸液療法が推奨されました。CVP値を高く保つには輸液速度を速くする必要があり、大量の輸液が投与されてきました（**図4-1-a**）[1]。CVPを高く保った時代からの生存率をプロットすると、CVP値を低く設定すると輸液量も減少し、生存率も上がることが示されました（**図4-1-b**）[1]。このようにCVPを

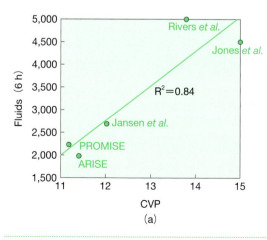

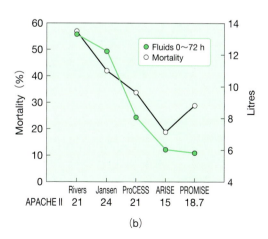

図4-1 敗血症患者に対する輸液療法の変化と死亡率
(a) CVP値と6時間の輸液投与量の相関関係を示しています。CVP値を通常よりも高く設定するには、大量輸液を行うことにつながることが分かります。
(b) 72時間の輸液投与量と死亡率を示してます。輸液投与量の減少とともに、死亡率が低下しています。
Marik P, Bellomo R. A rational approach to fluid therapy in sepsis. *Br J Anaesth* 2016; 116: 339-49より引用

ガイドにした輸液方法は、予後を改善するという根拠がないために、survival sepsis campaign guideline 2016改訂版では、CVPガイドの輸液療法は消えています。

初期に晶質液を用いて血圧を維持するというearly goal directed fluid therapy（EGDT）という概念も否定的です。小児の発熱患者3,141名を対象にした初期大量輸液の有用性の検討では、fluid expansion as supportive therapy（FEAST）trialにおいての大量輸液投与群で死亡率が有意に高かったことから、EGDTは否定されつつあります[2]。しかし、晶質液を3時間以内に30ml/kgという投与は、エビデンスレベルは低いものの、いまだに推奨されています。晶質液は敗血症の生体にとっては浮腫を助長するために、できればあまり投与したくはないのですが、血圧を維持する必要があるために投与せざるをえないわけです。ここに敗血症に対応する輸液療法の困難さがよく表れています[2]。

血圧を維持するには血管収縮薬も有用です。ガイドラインでもノルアドレナリンの投与が推奨されています。敗血症の病態では、カテコラミンに対する血管の反応性が低下しており（vasoplegia）、血管収縮薬も効きづらいという問題があります。そのため晶質液による負荷も必要になってくるのです。もともとの病態の根源である血管透過性の亢進をコントロールすることが敗血症での治療の中心になるべきですが、なかなか研究が進んでいないのが現状です。

> **Point**
> ● 敗血症では、循環血液量を保つためには輸液が必要である。しかし、過剰輸液のリスクが高くなるという問題をはらんでいる。
> ● 敗血症では、血管収縮薬に対する反応性が低下しているが、ノルアドレナリンも併用して容量負荷量を少なくする。

文献
1) Marik P, Bellomo R. A rational approach to fluid therapy in sepsis. *Br J Anaesth* 2016; 116: 339-49.
2) Maitland K, George EC, Evans JA, et al. Exploring mechanisms of excess mortality with early fluid resuscitation: insights from the FEAST trial. *BMC Med* 2013; 11: 68.

2 敗血症における血管反応性と容量管理

敗血症性ショックは、血管透過性亢進による血管内容量の喪失ととも

に、血管拡張により低血圧が持続します。低血圧は臓器灌流圧を低下させるために、臓器の低灌流をもたらします。血圧を上昇させるために拡張した血管を収縮させる必要がありますが、血管収縮薬に対する反応性が低下しているので、血管収縮薬の投与量が多くなる傾向があります。このように血管の反応性が低下している現象はvasoplegiaと呼ばれています。このvasoplegiaが敗血症の治療を困難にしています。

vasoplegiaは外因性の血管収縮薬に対する反応だけではなく、内因性のカテコラミンに対する反応が低下するために、生理的な血管収縮が阻害されていることがその病態の形成に大きく関与しています。vasoplegiaはすべての血管で起こるのではなく、臓器により異なるといわれています[1]。腹腔内の血管は総じて距離も長いために、ひとたび血管の収縮が起こらなくなると、多くの血液を貯留させることになります。これがunstressed volume（理論編：3.3 unstressed volumeとstressed volumeの項参照）を増やし、容量負荷によっても血圧がなかなか上昇しないことになります。腹腔内の血管は拡張する一方、腎血管はvasoplegiaを起こしにくいようです。敗血症の治療において血管収縮薬の投与量は増えていきますが、収縮してほしい腹腔内の血管は収縮しにくく、収縮しなくてよい腎血管が収縮するのは望ましくありません。血管透過性が亢進しているため、容量負荷は浮腫を助長するので必要量以上は与えたくありませんが、昇圧するのに血管収縮薬を過量投与するわけにもいかないために容量負荷も行わなければなりません。ここに、敗血症における輸液療法の問題があります。

容量負荷を効率的に行うには、晶質液よりも膠質液のほうが効率的であり、血管内停滞時間が短く、より望ましい輸液製剤だと考えられます。しかし、CHEST、6Sと呼ばれるランダム化比較試験（RCT）では、腎障害あるいは腎代替療法（RRT）が人工膠質液の投与群で多く見られました。そのため、敗血症時の人工膠質液というカードが使いにくくなりました。しかし、現時点では効果的に昇圧する手段としては大切です。適切な使用法についてのさらなる最近の検討では、必ずしも人工膠質液の障害が認められていません。今後の検討が必要です。

> **Point**
> ●敗血症では、血管の反応性が損なわれており、拡張している部位では血液が貯留してしまう。
> ●容量負荷だけでは効率的な昇圧は期待できない。

文献

1) Bernardelli AK, Da Silva RC, Corrêa T, et al. Vasoplegia in sepsis depends on the vascular system, vasopressor, and time-point: a comparative evaluation in vessels from rats subjected to the cecal ligation puncture model. *Can J Physiol Pharmacol* 2016: 1-10.

3 敗血症におけるfluid responsiveness

　輸液することにより心拍出量が増加し、血圧も上昇すると、輸液による容量負荷効果があったと考え、これをfluid responsivenessが"良い"あるいは"高い"と呼びます。前負荷と心拍出量の関係は、心筋の負荷に対する反応性曲線であるFrank-Starling曲線で表されます。前負荷が少ないときは負荷に対して心筋はよく反応し、心拍出量（正確には1回拍出量）は増加しますが、負荷が必要以上に多い場合は心拍出量の増加は鈍くなります。この反応性に対し、前負荷量と肺血管外水分量の関係を表したものがMarik-Phllips曲線です。前負荷量が増えると、肺血管外に水分が漏出する特性を示したものです。この2つの曲線を重ねると、fluid responsivenessと肺血管外に水が漏出する関係がよく分かります。図4-2[1]に、敗血症における前負荷の増加と、心拍出量と肺

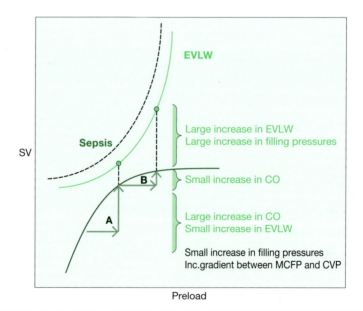

図4-2 Frank-Starling曲線とMarik-Phillips曲線

Frank-Starling曲線は前負荷と心拍出量（SV）の増加の関係を示し、Marik-Phillips曲線は前負荷と肺血管外水分量（EVLW）の関係を示しています。前負荷が不足しているときは効率的に心拍出量を増やします（A：preload-responsive）が、必要以上に与えても心拍出量は増加しません（B：nonresponsive）。一方、肺血管外水分量は前負荷が過剰であると急激に増加します。敗血症ではMarik-Phillips曲線が左に移動するため、肺血管外水分量が増加しやすくなっています。

Marik P, Bellomo R. A rational approach to fluid therapy in sepsis. *Br J Anaesth* 2016; 116: 339-49より引用

血管外水分量の増加の関係を示しています。Frank-Starling曲線は前負荷と心拍出量の関係を示すもので、下の曲線です。一方、前負荷と肺血管外水分量の関係は、上の下に凸の曲線です。通常は、前負荷の増加で心拍出量は増加しますが、肺血管外水分量はさほど増加しません（図4-2、A）。敗血症では、末梢血管抵抗が低下しているので、血圧を上げるためには心拍出量は通常よりも多く必要になります。心拍出量を上げようとして前負荷を増やしても、心拍出量は必要以上にはなかなか上がりません（図4-2、B）。しかし、敗血症の病態ではMarik-Philips曲線が左に移動するため、心拍出量はさほど増加せずに肺血管外水分量が増加するという事態に陥ります。このように敗血症での輸液負荷は、望ましい効果（心拍出量の増加）が少なく、起こってほしくない合併病態が進行するという難しさをはらんでいます。

文献

1) Marik P, Bellomo R. A rational approach to fluid therapy in sepsis. *Br J Anaesth* 2016; 116: 339-49.

4.2 褐色細胞腫摘出術の管理

　カテコラミン産生腫瘍は、持続的な血管収縮が起こっているために、循環血液量が減少しているといわれています。腫瘍摘出後はカテコラミンの血中濃度が急激に減少することにより、血圧が低下するため、カテコラミンの補充が必要とされることがあります。術後の血圧低下を防ぐために前もってα遮断薬を投与して、非生理的で慢性的な血管収縮をブロックすることが推奨されています。α遮断薬による介入は、循環血液量を増加させると考えられています。確かにα遮断薬投与前後で循環血液量を測定すると、血液量の増加が認められています（図4-3）[1)2)]。循環血液量を増やすには術前の輸液量を増やすことだと思われがちですが、血管拡張薬で循環血液量をコントロールすることができるのです。著者の経験した1症例だけのデータですが、腫瘍摘出後は循環血液量の増加が認められています（図4-4）[3)]。このことからも、内分泌系が循環血液量をコントロールしていることが分かります。

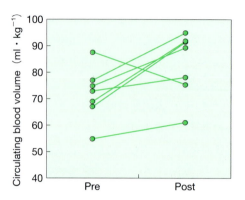

図4-3 α遮断薬による循環血液量の増加

褐色細胞腫摘出術前の患者にα遮断薬を2週間投与した際の循環血液量の変化を見たものです。7症例のうち1症例を除き、循環血液量の増加が観察されました。

Iijima T, Takagi T, Iwao Y. An increased circulating blood volume does not prevent hypotension after pheochromocytoma resection. *Can J Anaesth* 2004; 51: 212-5 より引用

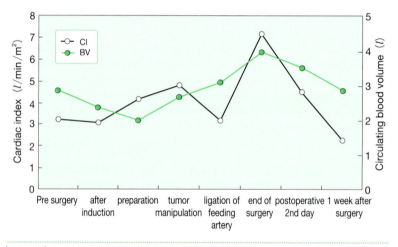

図4-4 褐色細胞腫摘出患者の術前術後の循環血液量と心拍出量の変化

腫瘍摘出後、循環血液量の増加と心拍出量の増加が認められています。

Iijima T, Iwao Y, Ito Y. Perioperative circulating blood volume analysis in management of a 13-year-old female patient with an extraadrenal pheochromocytoma and refractory ventricular tachycardia: a case report. *J Pediatr Surg* 2006; 41: e15-7 より引用

> **Point**
>
> ● 褐色細胞腫摘出術に際しては、α遮断薬の投与により循環血液量を増加させることができる。

> 文献

1) Iijima T, Takagi T, Iwao Y. An increased circulating blood volume does not prevent hypotension after pheochromocytoma resection. *Can J Anaesth* 2004; 51: 212-5.
2) Stenstrom G, Kutti J. The blood volume in pheochromocytoma patients before and during treatment with phenoxybenzamine. *Acta Med Scand* 1985; 218: 381-7.
3) Iijima T, Iwao Y, Ito Y. Perioperative circulating blood volume analysis in management of a 13-year-old female patient with an extraadrenal pheochromocytoma and refractory ventricular tachycardia: a case report. *J Pediatr Surg* 2006; 41: e15-7.

4.3 腎障害に伴う内分泌異常と体液管理

　腎不全患者では、心血管系の異常を伴うことが知られており、"cardiorenal syndrome"と呼ばれています[1]。この病態では、循環血液量を調節する内分泌に異常を来しており、さらに神経系の調節機構にも異常を来しており、心血管系の調節機構の異常から心血管疾患（cardiovascular disease：CVD）を高率に合併しています。

　腎機能に障害のある患者では、レニン・アンジオテンシン・アルドステロン系（renin-angiotensin-aldosterone system：RAAS）の機能亢進を伴っています。RAASは子宮体血流量、尿細管再吸収の調節を通じて全身の体液の恒常性を図る（systemic RAAS）作用のほか、平滑筋や心筋細胞でアンジオテンシンIIが産生され、細胞機能の調節にも関与しています（local RAAS）。降圧薬のアンジオテンシン変換酵素（angiotensin converting enzyme：ACE）阻害薬やアンジオテンシンII受容体拮抗薬（angiotensin II receptor blocker：ARB）は広く使用されており、RAAS機能を抑制することによりCVDの発生を抑制する効果が期待されています。さまざまな疫学調査が行われ、RAAS抑制によるCVD予防効果を証明する努力が続けられていますが、まだ十分なエビデンスが得られている段階ではないようです。RAASはもともと生理的に重要なホルモンであり、これを抑制することは生理的な作用も阻害してしまう可能性があり、腎障害患者個々によりRAAS亢進のレベルに差があることから、これらのRAAS阻害薬の効果が均一でないと推察されています。いまだ、腎障害、RAAS、CVDの関連は明らかではありませんが、RAASの亢進に伴い、体液が貯留することがCVDの原因となると考えられています。

　慢性腎臓病（chronic kidney disease：CKD）患者では、麻酔を導入すると血圧が低下しやすい傾向があります。CKD患者ではRAASおよび

交感神経が亢進しており[2]、麻酔の導入とともこの緊張が抑制されるため、血圧が急激に低下すると考えられています。血圧の低下は交感神経反射により改善されますが、麻酔により反射が抑制され、血圧の上昇が起こりにくくなります。このような遷延化する血圧の低下は"循環血液量の減少、ハイポ"と認識されがちです。確かに相対的な血液量の不足ではありますが、容量よりもむしろ心血管緊張の解除が要因ですから、血管収縮薬の使用が理にかなっています。透析が導入されている患者では、水を引きすぎているので循環血液量が不足して血圧が下がると考えられがちですが、循環血液量は"相対的に"不足しているのであり、麻酔から覚醒すれば麻酔前と同様に血管が収縮して血圧は上昇します。したがって、このような患者で血圧が下がったからといって、すぐに容量負荷を行うというのは理にかなっていません。

> **!Point**
> ● CKD 患者では、交感神経が緊張しているので、麻酔導入による血管拡張で血圧が下がりやすい。
> ● 導入後の血圧低下は、確かに相対的な循環血液量の不足であるが、それを大量輸液で補うことはかえって非生理的である。

文献

1) Ronco C, Haapio M, House AA, et al. Cardiorenal syndrome. *J Am Coll Cardiol* 2008; 52: 1527-39.
2) 藤田　恵：【腎臓と心臓の連関メカニズム】心腎連関における交感神経系の役割. *腎と透析* 2010; 69: 419-21.

4.4 水電解質バランスと薬理学的介入

　CKD患者の予後に影響を与えているもので現在注目されているのは、dysnatremiaです。これはhyponatremia（低ナトリウム血症）およびhypernatremia（高ナトリウム血症）の両者を示すものです。抗利尿ホルモン（antidiuretic hormone：ADH）が分泌過多、あるいはレニン・アンジオテンシン・アルドステロン系（renin-angiotensin-aldosterone system：RAAS）が抑制されれば、hyponatremiaになり、逆にADHが分泌減少、あるいはRAAが活性化すればhypernatremiaになり

ます。CKDはこの両者を含むことから、腎障害に伴う内分泌異常はさまざまな病態を示しています。

　hyponatremiaおよびhypernatremiaは、いずれも予後を悪くするものであり、血漿ナトリウム濃度140mEq/lを中心に、これから離れるほど合併症が増えることが示されています（図4-5）[1]。hyponatremiaはICU入室患者の約30%に見られ、抗利尿ホルモン不適合分泌症候群（SIADH）により主に水の生理的な排泄が阻害されている状況で、不必要な浮腫をもたらしています。一方、hypernatremiaはナトリウムの排泄が障害されるために、同じくナトリウム貯留を伴う水分の貯留も含まれます。どちらに振れるかは、水の排泄とナトリウムの排泄のその相対的な調節が阻害されていることを示します。本来、内分泌系により正確に調整されているナトリウム濃度も、周術期は手術に伴う内分泌異常により恒常性に異常が見られることになります。

　この電解質異常にはバソプレシン、アルドステロンの関与が推定されます。バソプレシンにはV1とV2の受容体があり、V2受容体は腎臓の集合管にあり、水の再吸収を担っています。したがって、V2受容体での水の再吸収を抑制すれば、体外に水を排泄することができます。V2受容体阻害薬であるトルバプタンは、うっ血性心不全患者を対象に臨床応用されており（ACTIVE、EVEREST study）、脳ナトリウム利尿ペプチド（BNP）を指標とした心不全の軽減効果が認められています。

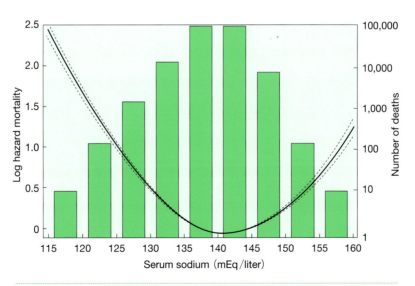

図4-5　血清Na濃度と死亡リスク

65万人あまりのCKDを罹患した在郷軍人を対象とした疫学調査の結果、血清ナトリウム濃度140mEq/lを最低として、それより低い場合、および高い場合に死亡リスクは高くなります。カラムは全死亡者数を示します。

Kovesdy CP, Lott EH, Lu JL, et al. Hyponatremia, hypernatremia, and mortality in patients with chronic kidney disease with and without congestive heart failure. *Circulation* 2012; 125: 677-84 より引用

手術ストレスは、視床下部・下垂体・副腎系を刺激し、副腎皮質刺激ホルモン（ACTH）およびアルドステロンの分泌を促すため（surgical hyperaldosteronism）、体液貯留の原因となります。これは手術中の痛みをコントロールすることにより、その内分泌反応を抑えることができますが、ストレスはアルドステロンの分泌を促し、体液を貯留することになります。輸液の投与は、この内分泌系の変化とあいまって、水分の貯留を助長することになります。

　RAASをブロックする薬剤の腎保護作用が期待されています。特に腎内アンジオテンシンⅡ（angiotensin Ⅱ：ATⅡ）は、血中のATⅡとは異なった作用をしており、高濃度になった腎内ATⅡ自体が腎障害作用をもつと報告されています[2]。降圧薬である直接的レニン阻害薬（DRI）、ACE阻害薬、ARBは血圧を下げると同時に腎保護作用があると考えられており、薬理学的な介入が体液コントロールにも応用できるかもしれません。ATⅡは、さらに副腎からのアルドステロン分泌を促進します。アルドステロンは、ミネラルコルチコイド受容体（mineralocorticoid receptor：MR）を介して直接的な腎障害を有することが示されています。MR拮抗薬もアジュバントとして周術期の腎保護に役立つかもしれません[3]。したがって、薬理学的にこのアルドステロンの作用に拮抗する抗アルドステロン薬（スピロノラクトン）が体液貯留を防ぎ、腎障害自身も予防することが期待されます[4]。これからの周術期の体液管理は、輸液療法ではなく、内分泌系をコントロールすることが合理的になるのではないでしょうか。

> **! Point**
> ●周術期は体液を貯留させ、ナトリウムのバランスを崩しやすい。
> ●周術期の体液管理は、輸液療法から内分泌への介入に移行するかもしれない。

文献

1) Kovesdy CP, Lott EH, Lu JL, et al. Hyponatremia, hypernatremia, and mortality in patients with chronic kidney disease with and without congestive heart failure. *Circulation* 2012; 125: 677-84.

2) Kobori H, Nangaku M, Navar LG, et al. The intrarenal renin-angiotensin system: from physiology to the pathobiology of hypertension and kidney disease. *Pharmacol Rev* 2007; 59: 251-87.

3) Kobayashi N, Hara K, Tojo A, et al. Eplerenone shows renoprotective effect by reducing LOX-1-mediated adhesion molecule, PKCepsilon-MAPK-

p90RSK, and Rho-kinase pathway. *Hypertension* 2005; 45: 538-44.
4) Nishiyama A, Hasegawa K, Diah S, et al. New approaches to blockade of the renin-angiotensin-aldosterone system: mineralocorticoid-receptor blockers exert antihypertensive and renoprotective effects independently of the renin-angiotensin system. *J Pharmacol Sci* 2010; 113: 310-4.

4.5 血液透析患者の循環血液量

　血液透析を導入している患者が手術を受ける際は、前日に透析を受けています。血液透析では、ヘマトクリット値の連続測定などで、循環血液量が大量に減少しないように体液管理がなされています。水分と老廃物を除いて、血液量を減少させないように調節されてはいるものの、透析後に突然の血圧低下（asymptomatic hypotension）が見られることがあります。これは心血管系の異常のほか、除水量が多いために血液量が減少していると考えられています。血液透析前後の循環血液量を測定した臨床研究によると、約1,000 mlから2,000 mlの除水量に比して、循環血液量の減少は多くの症例で500 ml未満でした[1]。血液量が減少していないのは、透析前後のヘマトクリット値を監視しているからです。

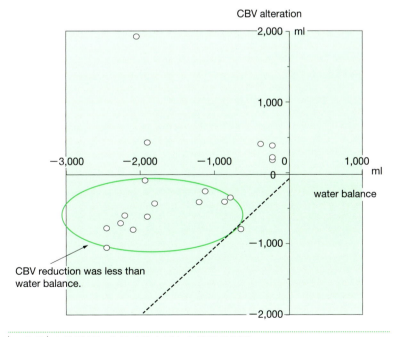

図4-6　血液透析における除水量と血液量の相関
除水量が多くとも、循環血液量が低下していない症例も多く見られます。
CBV：循環血液量
著者らの未発表データより引用

中には透析後、むしろ循環血液量が増加している症例も認められました（図4-6）。これは間質の水分が減少し、末梢循環が改善されたため、鬱帯していた血液の循環が良くなったのではないかとも考えられます。これからも分かるように、水の動きと血管内容量は並行して動く傾向はあるものの、独立したものと考えるのが適切であることを示しています。

> **!Point**
> ●血液透析は、余分な老廃物や細胞外液の除去を行っているが、必ずしも血液量を減少させてはいない。

文献

1) 和久　昌, 早川　哲, 土屋まりほか.【水の過剰と欠乏】パルス式色素希釈法（PDD法）を用いた透析患者の体液量変動の検討. *臨床体液* 2002; 29: 109-14.

Part 1

輸液 | 理論編

Chapter 1 サードスペースとは何か？

Chapter 2 Starlingの法則の改訂

Chapter 3 循環血液量とは何か？

Chapter 4 グリコカリックス

Chapter 5 水の漏出と血管内への回帰

Chapter 1 サードスペースとは何か？

　投与した水が隔離される所をサードスペースと呼び、外科手術において水分を盗られる所と考えられています。サードスペースという概念は、これまで広く受け入れられ、独り歩きしてきました。歴史的にこの"サードスペース"という用語の定義はなされていません。3rdであるならば、1stおよび2ndは何を示すのでしょうか？

　1stは細胞内液、2ndは細胞外液であり、3rdはそのいずれにも属さないものと考えるのが一般的です。しかし、その定義が明確に書かれているものはありません。今ではサードスペースといわれていますが、1960年代の研究ではnon-functional extracellular volume（nfECV）と呼ばれていたものが、これに相当するようです。1949年制作のイギリス映画で当時大ヒットした"第三の男（The 3rd Man）"（図1-1）は、未知の人物という意味で"第三の"という表現を使っていますが、この意味での"The 3rd"がサードスペースの元になったのではないかと考えられています（高折益彦 川崎医科大学名誉教授より）。当時の体液分画の定量測定は、その分画にのみ分布するマーカーを投与し、マーカーの希釈率からその体液分画を測定しました（図1-2）[1]。^{131}I（ヨウ素131）はアルブミンをラベルしますから、血漿量を求めることができます。^{35}S（イオウ35）は細胞外液領域に分布するので、細胞外液容積（extracellular volume：ECV）を測定します。以前はアイソトープの取り扱いが厳し

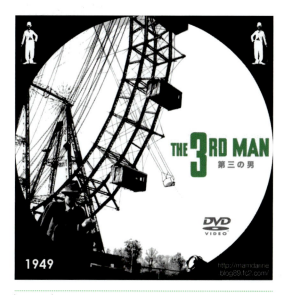

図1-1 "THE 3RD MAN"（1949年／イギリス制作）DVDジャケット

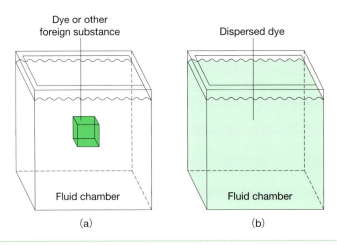

図1-2 希釈法による容積測定法の説明

一定量のマーカーを溶液に溶かし、十分に拡散した後にマーカーの濃度を測れば、その希釈率から容積が推定される。

Guyton AC. Textbook of medical physiology. 8th ed. Philadelphia: WB Saunders; 1991 より引用

くなかったので、臨床でも使用されていました。このようなアイソトープによる測定をした結果、輸液を投与したにもかかわらず、投与した輸液がECVを増加させていないことが分かりました。投与した輸液は、ECV以外の部分に隔離された（sequestered）と考え、これをnfECVと呼びました。

このような細胞外液分画が測定された時代の研究対象は、出血性ショックの患者でした。出血性ショック時には、喪失した血漿や血球の容量を補充できるかが検討されました。細胞外液量の増減は、マーカーの希釈率で測定されました。マーカーは投与された後、その分布領域に拡散し、平衡に達するまでには時間がかかります。正確に測定するには、この拡散までの時間を正しく見積もらなければなりません。標識物質投与後、複数回採血を行い、その減衰曲線を描いて、平衡に達する時間をそれぞれ正確に測定する必要があります。平衡に達する前に測定すると、標識物質は十分に希釈されていないので、マーカー濃度は高く測定され、細胞外液量は過小評価されることになります（図1-3）。出血性ショック患者での体液分画の測定では、輸液を投与してもECVは増えるどころか、減るという報告が出されました。細胞外液は体から出ていかないので、どこかに消えてしまったことになります。これがnfECVと考えられました。本来分布するはずの標識物質が拡散しない"孤立した部位"への水の隔離、すなわち未知の領域＝サードスペースと考えられたのです。

このような術後のnfECVの減少の報告は、1960年代にすでに疑問視されていました。Brandstrupら[2]は、これまでアイソトープを用いて体液分画を推定してきた研究を検証したところ、輸液しているにもかかわ

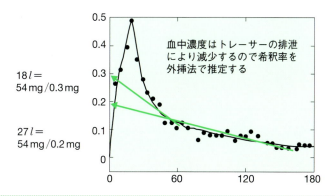

図 1-3｜細胞外液量測定における誤差の説明

細胞外液トレーサーは血液中に拡散し、しだいに細胞外液中に拡散していきます。時間経過ともに体外にも排泄されるので、減衰曲線を外挿し、体外へ排泄されない0時点での濃度を求めます。この濃度が細胞外液領域全体で希釈されたトレーサーの濃度となります。この外挿区間の取り方により、0点外挿の濃度に大きな誤差が生まれます。

らず、ECVが縮小したと発表されている研究の多くは、平衡時間を十分にとらなかったための測定上の誤りであったことを確認しました。犬を使った8実験のうち、5つがECVの縮小を示したと報告されましたが、これらの採血までの時間は20分から90分であり、ほかの研究では3時間から6時間と、大きく異なっていました。すなわち、ECVの縮小を示した論文は標識物質の拡散時間を短く見積もったための誤りでした。十分な平衡時間をとって測定した研究では、出血時の輸液に伴う細胞外液量は輸液と尿量のバランスと一致していることが確認されました。すなわち、投与された輸液量は尿として排泄されたものを除けば、細胞外液になっており、そのほかの領域での存在は確認されませんでした。細胞外液マーカーの分布しない未知の領域であるnfECV（サードスペース）は、否定されたのでした。

> **Point**
> - サードスペースの概念の元になる non-functional ECV（非機能的細胞外液量）の存在は、当時の誤った測定法の産物であった。
> - サードスペースと呼ばれる特殊な体液分画はない。
> - サードスペースは細胞外液であるかぎり、細胞外液量を増やしている投与した輸液がサードスペースを作っている。

文献

1) Guyton AC. Textbook of medical physiology. 8th ed. Philadelphia: WB

Saunders; 1991.

2) Brandstrup B, Svensen C, Engquist A. Hemorrhage and operation cause a contraction of the extracellular space needing replacement — evidence and implications? A systematic review. *Surgery* 2006; 139: 419–32.

Chapter 2 Starlingの法則の改訂

　血管内外の水の流れは、どのようになっているでしょうか？　これまでStarlingの法則というモデルにより、血管内外の水の出入りが説明されてきました。Starlingの法則によると、血管内外はタンパクを通さない半透膜で分けられており、静水圧と膠質浸透圧という2つの力のバランスと血管透過性により、水の流れは決定されていると考えられてきました。

　Starlingの法則による血管内外の水の動きは、以下のように表現されています。

$$dV/dt = Kf\{(Pc-Pisf)-R(\pi c-\pi isf)\}$$

（Kf：濾過係数、Pc：血管内静水圧、Pisf：間質静水圧、πc：血管内浸透圧、πisf：間質浸透圧、R：タンパク反射係数）

　左辺は水の出て行く速度を示しています。晶質液の膠質浸透圧は0です。この理論を根拠にすると、血管内に投与された晶質液は、一時的に静水圧を上昇させ、膠質浸透圧を低下させるので、血管から水は漏出します。一方、漏出した水は間質の圧を上げ、膠質浸透圧を低下させるので、しだいに血管への漏出はなくなり、水は血管内外のタンパク量の比率に従って、分布は平衡に達することになります。静水圧の高い動脈側では血管から間質へ、一方、静水圧の低い静脈側では間質から血管への流れがあると考えられます（図2-1）[1]。このオリジナルのStarlingの法則によると、血管内外のタンパク量が変わらないかぎり、水は一定の割合で間質と血管内に分布することになります。

　これは以下の前提で成り立つ理論です。
　①半透膜で区切られた2領域で、タンパク粒子が行き来しない。
　②間質の膠質浸透圧および静水圧は、線形に増加、減少する。

　すなわち、タンパクが血管内外に1：4の割合で分布しているとすると、水も1：4に分布するということです。総量は変わるが、分布の割合は変わらないということです。これが、輸液を投与すると、その1/3ないし1/5が血管内に残るという根拠になっているのです。

　しかし、実際の生体はこれほど単純ではありません。Starlingの法則は、これまでも見直しが行われてきました。実際に生体内での組織圧などを測定し、その測定値から新たにこの法則が再検討されました。ここで分かったのが、間質圧は想定よりもかなり低く、陰圧のところもあるということ、血管内外の浸透圧差は直接的に水の流れに影響を与えるの

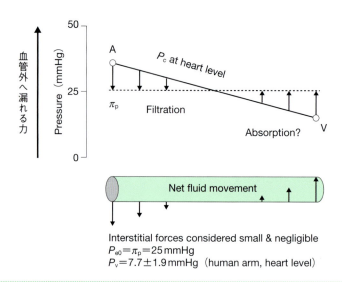

図2-1 古典的なStarlingの法則
動脈側では静水圧が高いために血管外への水の流れ (filtration) が起こるが、静脈側では血管内への水の流れ (absorption) が起こります。
Levick JR, Michel CC. Microvascular fluid exchange and the revised Starling principle. *Cardiovasc Res* 2010; 87: 198-210 より引用

ではなく、細胞間隙には浸透圧差を緩衝する構造があることでした[1]。細胞間隙の小さな隙間 (endothelial cleft) はグリコカリックスで覆われており、この隙間にはタンパク分子などの高分子は入り込むことはできません。そのため、この空間は浸透圧が低くなっています。間質に水が流れ出て、間質の浸透圧が低下すると、血管内への水が流れる力になります。しかし、この緩衝地帯のおかげで、浸透圧勾配による水の血管内への流れはなくなることになります (図2-2)。これを基に、動脈から静脈にかけての水の流れの特性は、動脈から静脈にかけて、すべて血管内から血管外への方向を向くことになりました (図2-3)[1]。間質圧が低いことは、血管内から血管外への力が以前想定されていたよりも大きく、水を血管外に漏出させる作用として働いていることになります。

以上のことから、多くの血管では水の流れは血管内から血管外への一方向性であることが分かります。これは体液の生理的な動きを考えるうえでは、パラダイムシフトというべき大きな意味を持っています。輸液から離れて考えてみますと、生理的な水の動きは血管から間質に向かいますが、間質に流れ出た水は血管には戻らないことになります。方向は一方向ですが、その量が多ければ、血管内容量を保てなくなります。ここで血管透過性に抑制をかけているのがグリコカリックスです。別章 (❹グリコカリックス) で扱いますが、この海藻のような構造物は血管内皮表面を覆い、水分の透過を防いでいます。

水の流れが一方向であるとすると、水はどうやって還流するのか疑問

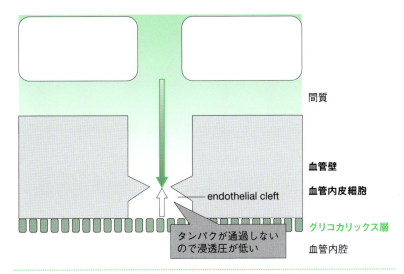

図 2-2 | 改訂 Starling の法則の元になる血管内皮間の緩衝地帯

血管内皮はタンパク通過のバリアーとなるグリコカリックス層が覆っています。血管内皮間の陥凹部（endothelial cleft）は、タンパク濃度が薄いために膠質浸透圧は低くなります。このため、浸透圧勾配に基づく血管外から血管内への水の流れが阻害されます。

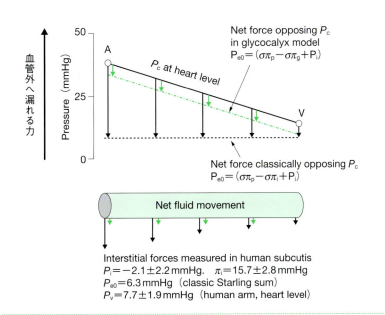

図 2-3 | 改訂 Starling の法則に基づく血管からの水の流れ

改訂 Starling の法則では間質圧は低く、血管外からの膠質浸透圧差による内向きの力も働かなくなるため（図2-2）、血管外への一方向の水の流れとなります。ただし、グリコカリックス層により外向きの力も緩衝されるために、↓矢印で示した力に弱められます。

Levick JR, Michel CC. Microvascular fluid exchange and the revised Starling principle. *Cardiovasc Res* 2010; 87: 198-210 より引用

です。おそらく、リンパであると考えられます（別章 ❺ 水の漏出と血管内への回帰を参照）。リンパは1日8*l* も産生されると考えられています。この理論では血管への直接的な還流がないことになりますが、今後

の研究で確かめる必要があります。

Point
- 改訂Starlingの法則では、血管内外の水の動きは血管内から間質への一方向である。
- 血管外への細胞外液の漏出は、グリコカリックスで制限されている。

文献
1) Levick JR, Michel CC. Microvascular fluid exchange and the revised Starling principle. *Cardiovasc Res* 2010; 87: 198-210.

Chapter 3 循環血液量とは何か？

3.1 循環血液量は推定値で計算してもよいものか？

"循環血液量"という言葉は、臨床でしばしば使用されますが、それが定量的に測定されることは少なく、概念として使用されています。この概念を表現する際には"循環血漿量""血液量"といった言葉も使用されますが、それぞれ異なった意味があります。場合によっては"心拍出量"と循環血液量が混同されていることもしばしばあります。定量的に測定するにはアイソトープを使用したり、色素希釈法で測定したり、特殊な方法が必要です。そのため、前負荷の指標である中心静脈圧（CVP）や肺動脈楔入圧（PCWP）の値を循環血液量として使用することがあります。しかし、これらのパラメータは、血液量を反映するものではなく、心臓にかかる張力である前負荷を示すものであり、定量的な循環血液量とは相関がないことが示されています。

循環血液量は、アイソトープが比較的容易に使用されていた時代には臨床でも定量的な分析が行われていました。定量分析の研究数は多くありませんが、これまでの複数の研究結果から循環血液量は個人差が大きく、また状態によって個体内差も大きなパラメータであることが示されています。日本でも全国8大学病院においてDDGアナライザーという器械で測定された循環血液量の結果をまとめ、日本人の標準循環血液量を求めたものがあります（図3-1）[1]。これを見ると、80.0±13.9ml/kg（女性）、84.2±15.3ml/kg（男性）と示されています。循環血液量は体重あたりに換算しても、そのばらつきはきわめて広いことが分かります。

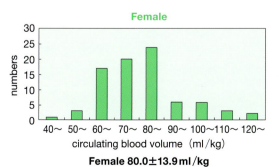
Female 80.0±13.9ml/kg

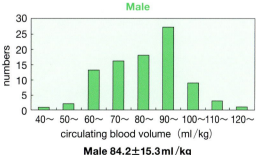
Male 84.2±15.3ml/kg

図3-1 全国8大学で測定された日本人の循環血液量の分布
体重あたりの循環血液量には大きな差があり、最大3倍もの開きを認めました。
Iijima T, Ueyama H, Oi Y, et al. Determination of the standard value of circulating blood volume during anesthesia using pulse dye-densitometry: a multicenter study in Japan. *J Anesth* 2005; 19: 193-8より引用

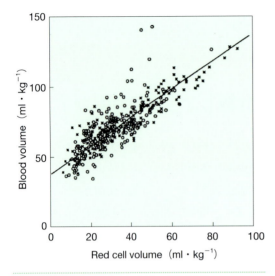

図3-2 赤血球容量と血液量の相関関係

アイソトープでラベルした赤血球容積と、ヘマトクリット値から推定された血液量との関係を示してます。実測した赤血球容量から得られる血液量は、体重あたりでも大きな差があることが示されています。×：成人、◯：新生児

Jones JG, Wardrop CA. Measurement of blood volume in surgical and intensive care practice. *Br J Anaesth* 2000; 84: 226-35 より引用

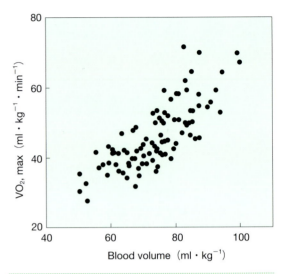

図3-3 酸素消費量と循環血液量

同じ一個人でも運動をさせた場合は循環血液量が増えます。運動をさせてトレーニングをした選手を対象に循環血液量を測定すると、循環血液量の増加が見られ、酸素消費量と相関していることが示されています。

Convertino VA. Blood volume response to physical activity and inactivity. *Am J Med Sci* 2007; 334: 72-9 より引用

簡易的には成人の循環血液量は70〜80 ml/kgといわれていますが、実際には推定循環血液量と大きくかけ離れることが多いことが分かります。これらのばらつきは、循環血液量の測定方法自体の問題ではないかという疑念を持たれることがありますが、アイソトープを使用した測定法でも、循環血液量の値には大きなばらつきがあることが示されています（図3-2）[2]。さらに酸素消費量と循環血液量の関連を調べたものでも、酸素消費量に比例して大きなばらつきが見られています（図3-3）[3]。酸素消費量によって変化することから、個体間だけでなく、個体内でも変動があることが推察されます。循環管理において、われわれが概念として持っている"循環血液量"というパラメータは、固定値のように思われがちですが、実際にはそうではないことを覚えておきましょう。

> **Point**
> ● 循環血液量は、体重あたりで計算されるが、実際には大きなばらつきがあり、実側値とはかけ離れることが多い。
> ● 循環血液量は個人差が大きく、体重あたりでも、その差は時には2倍以上になる。

文献

1) Iijima T, Ueyama H, Oi Y, et al. Determination of the standard value of circulating blood volume during anesthesia using pulse dye-densitometry: a multicenter study in Japan. *J Anesth* 2005; 19: 193-8.
2) Jones JG, Wardrop CA. Measurement of blood volume in surgical and intensive care practice. *Br J Anaesth* 2000; 84: 226-35.
3) Convertino VA. Blood volume response to physical activity and inactivity. *Am J Med Sci* 2007; 334: 72-9.
4) Jones JG, Holland BM, Hudson IR, et al. Total circulating red cells versus haematocrit as the primary descriptor of oxygen transport by the blood. *Br J Haematol* 1990; 76: 288-94.

3.2 適正な血液量はあるのか？

　多くの循環の指標が目標値を持っています。例えば、心拍数は幅をもって見ても50～100/minのように正常範囲があります。しかし、血液量の正常値は少々異なり、個体内、個体間差がとても大きいのです。日本赤十字社では、血液量の算定に75ml/kgを採用していますが、この値は目安であり、体重あたりの血液量は多い人と少ない人では2倍以上にもなっています（前項 3.1 参照）。このような大きなばらつきのある値を推定値で置き換えるのは、大きな誤りの原因となります。

　循環血液量の多寡は血圧と関係があると考えがちですが、直接的な関係は弱いと思われます。出血により血液量が減少すれば、もちろん血圧は下がりますが、血液量が多いことと血圧は直接関係があるかは疑問です（基本編： 2.2 ナトリウム分布の誤解の項参照）。循環血液量と麻酔導入時の血圧低下を調べた研究では、標準値より2SD以上循環血液量が少ない患者では、麻酔導入後の血圧低下度が大きいことを示されています[1]が、麻酔導入前の血圧は正常範囲内でした。前項でも示したように、循環血液量は酸素消費量にも依存します。また、"基本編： 4.2 褐色細胞腫摘出術の管理"でも示したように、循環血液量はカテコラミンによっても変化します。脳外科手術患者を対象とした研究でも、循環血液量が血中カテコラミン濃度に比例していることが示されています[2]。このように循環血液量は、個体においては主に内分泌による調整機構により最適化されていると考えられます。

　臨床では"hypovolemia"という言葉が使用され、臨床の病態で"血液量不足"と判断しがちです。しかし、生体は適正な血液量に常に調整しているかもしれません。手術中の出血は、確かに血液量を少なくしていますが、麻酔による血圧低下は血液量が"相対的に"少ないのであり、相対的に少なくさせたのは血管拡張作用のある薬を投与したからです。

血管の緊張度と内容量とのバランスにより、血圧は決められているのです。次項 3.3 で圧–容量関係について考えてみたいと思います。

文献

1) Iijima T, Ueyama H, Oi Y, et al. Determination of the standard value of circulating blood volume during anesthesia using pulse dye-densitometry: a multicenter study in Japan. *J Anesth* 2005; 19: 193–8.

3.3 unstressed volume と stressed volume

　循環器系を太さが一定の閉じたチューブのように考えると、その中に液体を入れれば、容量依存性に内腔の圧は上昇するように感じられます。しかし、このチューブは太さが一定ではなく、血液の流れの上流は細く、弾性に富んだチューブですが、下流に行くに従ってチューブは太くなり、柔らかい素材に変わっていきます。間には毛細血管が挟まっていますが、シャント血流もあるので、ここでは単に細く弾性に富んだチューブと、柔らかく太いチューブがループを作っているものと単純化してみましょう。この中に液体を入れると、このチューブの太くて柔らかいところが膨らんでいき、中の圧力はなかなか上がらないことが想像つくと思います。ヒトの血管と輸液の関係も、これと同じです。すでに血管内容量が足りているときには、輸液が血管内にとどまっていても静脈側の容量を増やすのに使われ、血圧を上昇させる効果はあまりありません。

　静脈系は容量血管といわれるように、多くの血液を受け入れることができます。上述の太くてやわらかい部分に相当します。この部分の性質をビニール袋のように考えると、容量と圧力の関係が理解しやすいと思います。500 ml の水が入るビニール袋を考えてみましょう。0 ml から水を入れていくと、200 ml、300 ml 入れても水面の圧力は大気圧です。500 ml を入れるとこれ以上は入らないのでビニール袋を閉じます。その際のビニール袋にかかる圧力はまだ大気圧です。さらにチューブを入れてこの閉鎖されたビニール袋に水を送りこむと、ビニールはわずかに膨張しますが中の圧力は上がってきます。ここが臨界点と呼ばれます。ここからは、わずかな量の水の注入でもビニール内の圧力は確実に上昇していきます。このようにビニール袋内の圧力は初めは上昇しませんが、ある一定量を超えると圧は急激に上昇していきます。この例でいえば、500 ml までが unstressed volume と呼ばれるもので、それ以降が stressed volume に相当します。

　麻酔状態となり、血管の緊張度が減少すると、内圧が上がり始める臨

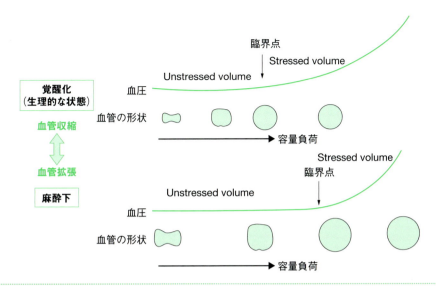

図3-5 麻酔中は血管内容量を増やしても血圧がなぜ上がりにくいかの説明
血管は伸縮可能な血管壁でできています。その中に血液が充満しています。血管内容量がある一定容量（臨界点）になるまでは、内圧は上昇しません。麻酔を導入すると血管は拡張しますから、より多くの容量を与えなければ血圧は上がりません。麻酔下で圧-容量関係を生理的にするためには、より多くの容量を入れるか、血管を収縮させるかの2つの方向があります。

界点に相当する内容量は増加します。すなわち、unstressed volumeの容量が増え、容量を加えていってもstressed volumeにはなかなか達しません（図3-5）。すなわち、血圧を上げるために必要な容量負荷の量は増大します。したがって、弛緩した血管を満たすには、大量の輸液が必要となるのです。血管の圧-容量関係をより生理的な状態に保つためには、血管収縮薬を使用することで覚醒下と同様の特性を得ることができます。すなわち、臨界点に達するまでのunstressed volumeが少なくなるのです。容量管理には、血管の圧-容量特性がどのように変化するかも考えておくとよいでしょう。

> **Point**
> ●麻酔状態になると、血圧を輸液で上げるには多くの量を必要とする。
> ●麻酔時の血管特性を正常に戻すには、弛緩した血管を収縮させればよい。

3.4 動脈圧波形の変動と循環血液量

観血的動脈圧波形の呼吸性変動が大きくなることは、循環血液量の不足を示しているということは以前より分かっていました。1回拍出量変動（stroke volume variation：SVV）は、これを定量的に表現したものです。胸腔内に入ってきた血液は、周期的な胸腔内圧により圧迫されます。流入する血液量が少ないときは、血管は虚脱しやすいために吸気時に胸腔内圧が高くなると流入血液量がさらに減少し、動脈圧は低下します。この周期的な血圧の変動がSVVとして表されることになります。

胸腔に戻ってきた血液（静脈還流量）は左室拡張末期容量を形成し、これが1回拍出量を、ひいては心拍出量を決めます。左室から駆出する血液の流れは、血管抵抗に出会って血圧が形成されます。すなわち、静脈還流量の多寡が血圧を決定する因子の一つとなります。血圧をコントロールすることは、血液量に関して考えれば、全身の血液量ではなく、静脈還流量を調整することになります。血液量を増やすことにより静脈還流量を増やすこともできますが、血管収縮薬により末梢に鬱滞している血液を胸腔に戻すこと（unstressed volumeを減らすこと）によっても増やすことができます。

SVVは"輸液の指標""容量管理の指標"といわれることがありますが、"静脈還流量の指標"のほうがより実態を表しています。静脈還流量は、血管作動薬により大きく変化します。輸液や輸血をしなくとも、血管拡張薬の投与でSVVは上昇し、血管収縮薬で下降します（図3-6）[1]。す

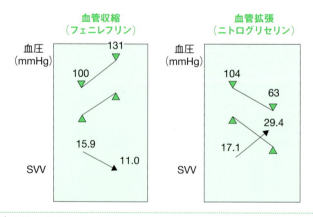

図3-6 血管作動薬とSVVの変化
血管収縮薬と拡張薬でSVVが変化することをとらえています。血管収縮薬で静脈還流量が増えれば、SVVは低下します。血管拡張薬により末梢での血液の鬱滞があり、静脈還流量が減少すると、SVVは増加します。
Wajima Z, Shiga T, Imanaga K, et al. Do induced hypertension and hypotension affect stroke volume variation in man? *J Clin Anesth* 2012; 24: 207–11 のデータよりグラフを作成

なわち、静脈還流量は容量負荷のみで調整するものではありません。静脈還流量は胸腔内の血液量に依存するので、胸腔内血液量を表す言葉として、かつては中心血液量という概念も用いられていました。これは心拍出量×mean transit time（平均通過時間：かつて心拍出量を色素希釈法で求めたときの初循環の中心の時間から求められます。熱希釈法ではボーラス投与による温度曲線の中心に相当します）から求められます。"胸腔内血液量"は同様の概念です。1回拍出量は左室拡張末期容量と駆出率により決定されますが、この左室拡張末期容量を規定する血液量としては、循環血液量よりも、この中心血液量、胸腔内血液量、ひいては静脈還流量が心拍出量を決定するので、いわば"動的"血液量ということができます。この動的血液量は、輸液や輸血のみで調節するものではなく、血管作動薬によっても調節できることは覚えておきたいものです。

　前負荷を増やすことによる循環管理において、晶質液の容量負荷は不確実なものですから、血管収縮薬により前負荷を増やし、心拍出量を増加させる指標としてこれらのパラメータを使うという検討がされています。脈圧変動（pulse pressure variation：PPV、SVVと同様の動脈圧波形分析）が16.4％以上であれば、フェニレフリンで心拍出量が増加することが報告されています[2]。また、SVVが8.4％以上であれば、ノルアドレナリンによる心拍出量増加が期待できるとも報告されています[3]。

　SVVは"輸液の指標"というキャッチフレーズがあるため、SVVを用いた臨床研究では、"輸液量の調整に用いた"という表現がしばしば見られますが、輸液量あるいは輸液速度の決定に使用されるものではないでしょう。

文献

1) Wajima Z, Shiga T, Imanaga K, et al. Do induced hypertension and hypotension affect stroke volume variation in man? *J Clin Anesth* 2012; 24: 207-11.

2) Meng L, Cannesson M, Alexander BS, et al. Effect of phenylephrine and ephedrine bolus treatment on cerebral oxygenation in anaesthetized patients. *Br J Anaesth* 2011; 107: 209-17.

3) Maas JJ, Pinsky MR, de Wilde RB, et al. Cardiac output response to norepinephrine in postoperative cardiac surgery patients: interpretation with venous return and cardiac function curves. *Crit Care Med* 2013; 41: 143-50.

3.5 goal-directed intraoperative fluid therapy（GDT）による循環管理

　個々の症例に応じた適正な輸液療法を求めて、goal-directed intraoperative fluid therapy（GDT）の概念が生まれました。この考え方の元にあるのは、輸液により循環を適正化しようというものです。はたして、輸液で循環管理ができるでしょうか？　これまで別の章で説明してきましたように、輸液は基本的には血管外へ出ていくものであり、血管内容量を増加させる効果は確実ではありません。予定手術の大半の患者では、心機能も十分であり、血液量もほぼ正常範囲内だと思われます。麻酔中はin-out balanceを増やさないような輸液管理をすれば、十分な体液管理を行っていることになります。**GDTが目指す心拍出量を適正化する循環管理は、心拍出量を増やすべき理由のある患者に行うべきでしょう。**麻酔中の患者は、酸素消費量が低下しており、そのような患者に対して、不必要に1回拍出量（stroke volume：SV）を増やすことを目的とした容量負荷は行うべきではありません。

　Mayerら[1]が行ったGDTのプロトコルの対象者はASA PS 3以上の患者でした。その中で心係数（CI）が2.5l/min・m^{2}以下になり、1回拍出系数（stroke volume index：SVI）が35 ml/m^{2}以下になることをSVVの是正条件としました。SVを上げるために介入するには、その必要性をまず条件としなければなりません。このようなGDTのアルゴリズムに従って臨床研究を行った結果、GDT群では適正な輸液が可能となり、入院期間の短縮が認められたと報告しています。この中で注目すべきは、GDT群では晶質液の投与量が減少し、膠質液の投与量が増えたことでした。単に容量負荷を晶質液で調節すれば、晶質液の投与量は増えるはずですが、このアルゴリズムでは、むしろ、晶質液の投与量は減少し、より効率的な容量負荷をするための膠質液の使用量がいくぶん増加しました。さらにGDT群は積極的にカテコラミンを使用するアルゴリズムであり、動的循環血液量を増やすためには容量負荷だけではなく、血管収縮薬の投与が利用されていました。いたずらに容量負荷をしないことが、重症患者を対象にしたこの臨床研究では、予後の改善に役立つことを示しています[1]。

文献

1) Mayer J, Boldt J, Mengistu AM, et al. Goal-directed intraoperative therapy based on autocalibrated arterial pressure waveform analysis reduces hospital stay in high-risk surgical patients: a randomized, controlled trial. *Crit Care* 2010; 14: R18.

Chapter 4 グリコカリックス

4.1 グリコカリックスの性質

　グリコカリックスは、glyco（糖）と calyx（萼：がく）からなる用語で、血管内皮を覆っている構造物をその形態と成分から名づけられたものです。糖鎖であるプロテオグリカンの上に萼に相当する glycosaminoglycan〔GAG（ヘパラン硫酸やヒアルロン酸など）〕が乗っているという構造を持っています（図4-1）[1]。

　これは単純な構造ですが、いくつかの生理作用を発揮しています。

- 抗凝固
- 血液成分の効率的な輸送
- 水分の漏出防止
- 血流量の感知

　血管内皮表面には、さまざまなレセプターがあり、これを覆っています。血液はなんらかの異常に対しては凝固系が働くようになっており、通常ではそのスイッチが入らないように血液中の凝固因子が細胞表面の因子と接触せず、凝固系が活性化されないようになっています（図4-2）[2]。しかし、ひとたび異常事態になれば、ただちに凝固系が活性化し、血栓を形成し、血流を遮断するような機構を備えています。

　グリコカリックスは、表面は負に帯電したGAGで覆われており、また、負に帯電したアルブミンと結合しています。赤血球も負に荷電しています。したがって、内面が陰性荷電したチューブの中を陰性荷電した

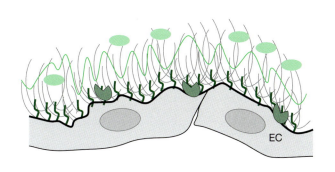
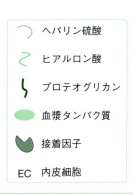

図4-1　グリコカリックスの構造

プロテオグリカンを支柱として、その上にヒアルロン酸、ヘパリン硫酸がクリスマスツリーの装飾のように覆っています。そのため、接着因子やさまざまなレセプターは血管側からは隠れています。

Ushiyama A, Kataoka H, Iijima T. Glycocalyx and its involvement in clinical pathophysiologies. *J Intensive Care* 2016; 4: 59 より改変引用

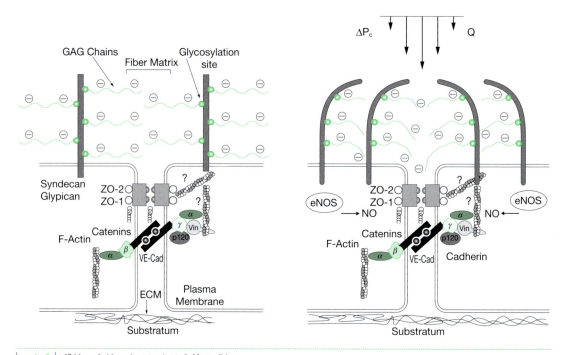

図4-2 グリコカリックスによる凝固系の活性化を抑える作用

グリコカリックス上に結合しているアルブミンは陰性荷電しているため、血管内皮表面は陰性に荷電した血管内の成分を反発し、血管壁に近寄らないような防護壁を形成しています。トロンビンの活性化を防ぐアンチトロンビンⅢもグリコカリックスと結合しており、血管内凝固を防いでいます。

Chelazzi C, Villa G, Mancinelli P, et al. Glycocalyx and sepsis-induced alterations in vascular permeability. *Crit Care* 2015; 19: 26 より改変引用

図4-3 グリコカリックスによる血流の感知

グリコカリックスは、アンテナのような構造であるため、血管内圧や流れを感知しやすい。血管内圧が高まると、血管内皮にある一酸化窒素合成酵素を活性化させ、血管拡張作用を持つ一酸化窒素濃度を上昇させ、血管を拡張させます。

Collins SR, Blank RS, Deatherage LS, et al. Special article: the endothelial glycocalyx: emerging concepts in pulmonary edema and acute lung injury. *Anesth Analg* 2013; 117: 664–74 より引用

赤血球が流れているのです。電気的に反発しているため、リニアモーターカーが浮いて摩擦抵抗がない状態で高速で走るのと似た構造といえるかもしれません。

グリコカリックスは、血管内皮から伸びています。ひらひらとした笹の葉のようなものです。この笹の葉が風に揺れるように、血液の流れを感じてゆらゆらと揺れると思われます。この血管内の血流の変化を感じて血管内皮細胞に伝わり、細胞内シグナリングを活性化します。血流が増えれば、それを感じて血管拡張物質の一酸化窒素（NO）を産生し、血管が拡張します。このようなセンサーとしての働きもあり、mechanosensingという用語で表現されています（図4-3）[3]。

> **Point**
> ● グリコカリックスは、抗凝固、血液の効率的な流れの推進、血管透過性の調整、血流の変化の感知などの生理学的な役割を担っている。

文献

1) Ushiyama A, Kataoka H, Iijima T. Glycocalyx and its involvement in clinical pathophysiologies. *J Intensive Care* 2016; 4: 59.
2) Chelazzi C, Villa G, Mancinelli P, et al. Glycocalyx and sepsis-induced alterations in vascular permeability. *Crit Care* 2015; 19: 26.
3) Collins SR, Blank RS, Deatherage LS, et al. Special article: the endothelial glycocalyx: emerging concepts in pulmonary edema and acute lung injury. *Anesth Analg* 2013; 117: 664-74.

4.2 グリコカリックスの血管透過性に対する効果

グリコカリックスは、細胞間隙にアルブミンを通さないバリアーとして働き、間質からの浸透圧格差による水の移動を阻害していると考えられています（理論編：❷Starlingの法則の改訂を参照）。そのため、いわば血管の密閉性を保っているのです。間質から血管の外への流れは抑えられていますが、中から外への流れは保たれています。この構造物は、ろ紙のように、血管内から外への流れを抑制してはいますが、許容しています。

このような血管内の機密性を守っているものの、なんらかの刺激によりグリコカリックスが障害を受けるとさまざまな生物学的な機能が働き、血管透過性は亢進します（図4-4、図4-5）[3,4]。グリコカリックスにより隠されていたレセプターが露出することにより、なんらかの信号が血

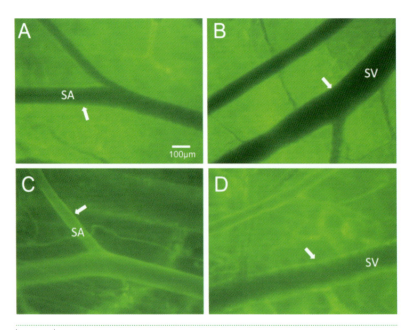

図4-4｜敗血症モデルにおけるグリコカリックスの崩壊

グリコカリックスはレクチンで標識することで、生体内での存在を確認することができます。マウスの背部の皮膚を生体顕微鏡で観察し、その動態を観察することができます。A、Bはそれぞれcontrolでの動脈および静脈の画像です。血管内皮表面にレクチンの集積が見られます。C、DはLPS（lipopolysaccharide）を用いた敗血症モデルにおける動脈および静脈の画像です。レクチンが血管内皮から剥がれ落ちているのが観察されます。
SA：small artery、SV：small vein

Kataoka H, Ushiyama A, Kawakami H, et al. Fluorescent imaging of endothelial glycocalyx layer with wheat germ agglutinin using intravital microscopy. *Microsc Res Tech* 2016; 79: 31–7 より改変引用

管内皮に伝わり細胞間隙のtight junctionが開くのではないかと考えられていますが、いまだ、研究の途上です。

　以上のように、この構造物は体液管理を考えるうえで重要な意味を持っていますが、その生理学的な生成、turnoverは分かっていません。大量輸液、心房利尿性ペプチド（ANP）など、グリコカリックスを崩壊させる可能性のあるものはいくつか挙げられていますが、保護するものの候補はあるものの確かめられていません。今後の研究が待たれます。

> **Point**
> - グリコカリックスは、血管の機密性を保つのに貢献しているが、特に外から中への水の流れを抑えている。
> - グリコカリックスの崩壊は、血管の透過性を大幅に亢進させ、間質の浮腫をもたらす。

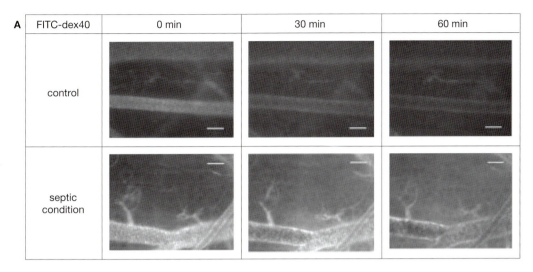

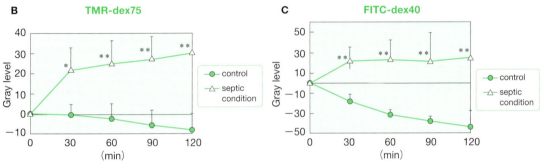

| **図4-5** | 敗血症モデルにおける血管透過性の亢進と間質への高分子の漏出 |

図4-4と同様の敗血症モデルの間質への水の漏出を画像化したものです。FITCでラベルしたデキストランが間質に漏出すると、間質の蛍光強度が上がることで評価されます。

TMR-dex75：Tetramethylrhodamineという色素にデキストラン75を結合させたもの
FITC-dex40：Fluorescein isothiocyanateという色素にデキストラン40を結合させたもの

Kataoka H, Ushiyama A, Akimoto Y, et al. Structural behavior of the endothelial glycocalyx is associated with pathophysiologic status in septic mice: an integrated approach to analyzing the behavior and function of the glycocalyx using both electron and fluorescence intravital microscopy. *Anesth Analg* 2017; 125: 874-83 より引用

文献

1) Chelazzi C, Villa G, Mancinelli P, et al. Glycocalyx and sepsis-induced alterations in vascular permeability. *Crit Care* 2015; 19: 26.

2) Collins SR, Blank RS, Deatherage LS, et al. Special article: the endothelial glycocalyx: emerging concepts in pulmonary edema and acute lung injury. *Anesth Analg* 2013; 117: 664-74.

3) Kataoka H, Ushiyama A, Kawakami H, et al. Fluorescent imaging of endothelial glycocalyx layer with wheat germ agglutinin using intravital microscopy. *Microsc Res Tech* 2016; 79: 31-7.

4) Kataoka H, Ushiyama A, Akimoto Y, et al. Structural behavior of the endothelial glycocalyx is associated with pathophysiologic status in septic mice: an integrated approach to analyzing the behavior and function of the glycocalyx using both electron and fluorescence intravital microscopy. *Anesth Analg* 2017; 125: 874-83.

Chapter 5 水の漏出と血管内への回帰

　輸液による血管外への水の漏出は、2つに分類されています。血管透過性の亢進を伴わないときは、静水圧の上昇による水分子の移行が見られます。これはType 1と呼ばれています[1]。間質がもともと水で満たされた空間であれば、水の漏出に伴い、間質内圧は上昇していくはずです。しかし、間質はスポンジのような性質を持っているので、水を蓄える性質があります。水は間質に貯留します。生理学者のGuytonは、すでに1970年代に間質についての性質を詳細に報告しています。その報告によると、間質は陰圧であり、水分を加えていっても間質圧はなかなか上昇しないことを示しています。すなわち、間質はスポンジのように水分を蓄える性質を持っていることを示しています[2]。このことから、生体は、間質を水分の貯蔵庫として利用していることがよく分かります。そして、水を蓄えるヒアルロン酸などのゲルに吸収されて、間質の膠質浸透圧もすぐには低下しないと考えられます。このように血管から漏出した水分は、間質圧を上げることなく、また膠質浸透圧を低下させることもなく、間質内に貯留していくのです。

　Type 2は、血管透過性が亢進したときの、タンパクの漏出を伴う水の間質への貯留を指しています。炎症のある部位では、血管壁はもはや半透膜としての性質を失い、アルブミンも通過するようになります。血管外へ移行したアルブミンは、血管外の水の貯留も促進することになり

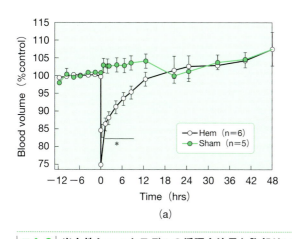
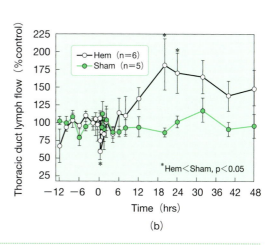

(a)　　　　　　　　　　　　　　　　(b)

図4-6 出血性ショックモデルの循環血液量と胸部リンパ管流量の関係
(a) コントロールと出血性ショックモデルの循環血液量の変化
(b) 胸部リンパ管流量の変化
出血性ショック（ヒツジを用いたモデル）で循環血液量の20から30％を失っても、輸液を行わなくとも胸部リンパ管の流量が増えてタンパクが血管内へ移行し、循環血液量が元に戻ることを示しています。

Lloyd SJ, Boulanger BR, Johnston MG. The lymphatic circulation plays a dynamic role in blood volume and plasma protein restitution after hemorrhage. *Shock* 1996; 5: 416-23より引用

ます。かつて、蘇生時のfluid resuscitationに使用する溶液として、アルブミンと生理食塩液の比較研究が行われた際には、頭部外傷ではむしろアルブミンのほうが予後が不良とされました[3]。アルブミンによる間質への水分貯留の促進が、その説明になると考えられています。Type 2は、重症患者での大量輸液が予後不良をもたらす説明になります。このような間質に貯留したアルブミンが、そのまま間質にとどまれば、血管内への水の回帰を遅らせることになります。間質に蓄積されたアルブミンは、その後、血管内へ戻っていきます。血管に直接戻るのではなく、リンパ管を通して血管内に戻ると考えられます。間質から血管内にアルブミンを供給しているのです。ヒツジを用いた出血性モデルでは、輸血をしていないのに12時間後には、リンパ管流の増加に続いて自動的に血液量が戻ることが示されています（図4-6）[4]。このアルブミンの回帰が、refilling期を作っていると考えられます。

> **Point**
> ●間質の水の漏出は、水のみが漏れるType 1と、タンパクの漏出に伴うType 2がある。

文献

1) Chappell D, Jacob M, Hofmann-Kiefer K, et al. A rational approach to perioperative fluid management. *Anesthesiology* 2008; 109: 723-40.

2) Guyton AC. Interstitial fluid pressure. II. Pressure-volume curves of interstitial space. *Circ Res* 1965; 16: 452-60.

3) Myburgh J, Cooper DJ, Finfer S, et al. Saline or albumin for fluid resuscitation in patients with traumatic brain injury. *N Engl J Med* 2007; 357: 874-84.

4) Lloyd SJ, Boulanger BR, Johnston MG. The lymphatic circulation plays a dynamic role in blood volume and plasma protein restitution after hemorrhage. *Shock* 1996; 5: 416-23.

Part II

輸血

- **Chapter 1** あなたの輸血で予後は変わるか？
- **Chapter 2** 血液製剤で知っておかなければならないこと
- **Chapter 3** 輸血を必要とする病態とその対応
- **Chapter 4** 輸血に伴う合併症
- **Chapter 5** 輸血と周術期アウトカム
- **Chapter 6** 遡及調査と被害者救済制度
- **Chapter 7** 自己血輸血
- **Chapter 8** 宗教上の理由による輸血拒否患者への対応

あなたの輸血で予後は変わるか？

　手術中の輸血は、出血により失われた血液成分を補うために行われます。本来、出血しなければ輸血は必要ではなく、出血しても必要な血液成分が残っているのであれば補う必要はありません。血液製剤を多く入れれば、より予後が良くなるということはなく、必要量以上を入れることにより、負の結果をもたらすことはあっても正の効果を期待できるものではありません。しかし、出血性ショックなどでは、血液製剤が唯一の救命手段であることは変わりありません。適正量を適用のある状況に対して投与するものです。

　実際の臨床では、適正量を判断することが難しく、赤血球液では血圧が安定することを指標に投与し、新鮮凍結血漿は凝固系の検査をもとに投与するかを判断しますが、大まかな判断になりがちです。"念のため"に多めに入れておく、ということがしばしばあります。術後の肺障害はさまざまな因子で起こりますが、多因子の回帰分析を行うと、血液製剤の投与量が有意な因子として抽出されます。血液製剤自体が必ずしも生体にとって有害であるわけではありませんが、さまざまな抗原性を持ったものが生体内に入れば生体も反応し、時には臓器障害の原因になることがあります。まだ解明されてはいませんが、輸血をすることによるがんの転移が懸念されています。輸血に伴う免疫修飾（immunomodulation）によるがん細胞への免疫能の減弱のほか、変形能の低下した赤血球による末梢循環の低下と、それに伴う組織の低酸素と接着因子の増加による転移細胞の定着などがその要因と指摘されています。

　適正な輸血の投与方法を守り、その適用について配慮することは、患者の予後に少なからず影響するといえるでしょう。

血液製剤で知っておかなければならないこと

2.1 使用指針の考え方

1 赤血球液

　日本赤十字社から供給されている赤血球液は、照射赤血球液-LR「日赤」と呼称されています。この商標にあるように放射線照射により白血球を不活化し、白血球除去フィルターをかけたものです（LR：leuko-reduction）。CPD（citrate-phosphate-dextrose）液を28ml、または56ml混合したヒト血液200mlまたは400mlから白血球および血漿の大部分を除去した赤血球層に赤血球保存用添加液〔MAP（mannitol-adenine-phosphate）液〕をそれぞれ約46ml、約92ml混和したものです。有効期限は採血後21日間です。効能または効果としては"血中赤血球不足またはその機能廃絶に適する"とされています。

　手術に際しては、主に出血に対して循環血液量の補充に使われます。血液製剤の使用指針では、いわゆる10/30ルール（Hb値10g/dl以上、Ht値30%以上を保つ）は根拠がないものとされています。循環血液量の20%程度までの出血は細胞外液製剤で補い、循環血液量の20〜50%の出血に対しては人工膠質液で補い、赤血球不足による組織への酸素供給不足を懸念する際には赤血球液を投与するとされています。このように赤血球液投与の必要性を慎重に検討するように書かれているのは、生体は出血に対して輸血に頼らなくとも、恒常性を保つために反応しているので、必ずしも出血した分量を補わなくてもよいからです。

　生体はさまざまな防御反応を発揮させ、ショック状態に陥らないように心拍出量と臓器血流の分配を変化させています。血液量が減少すると、重要臓器に血液を優先的に振り分け、そのほかの臓器の血管は収縮します（centralization：中心化）。その間に血液量を回復すべく、アルブミンを細胞間質から動員し、血管内容量の回復を図ります。このような防御反応により、ある程度の出血に伴う血圧の低下は、特別な処置をしなくとも回復します。しかし、一定の速度を超えた出血では、ショックに陥るため、容量を補充する必要が出てくるのです。

　血液製剤の使用指針[1)]では、輸血のトリガー値としてのヘモグロビン（hemoglobin：Hb）値については以下のように記載されています。"Hb値が10g/dlを超える場合は輸血を必要とすることはないが、6g/dl以下の場合は輸血はほぼ必須とされている"。さらに、"通常はHb値が

7〜8g/dlであれば酸素供給能はほぼ十分であるが、冠動脈疾患、肺疾患、脳疾患では10g/dl程度に維持することが推奨される"。出血量に対する赤血球製剤投与のトリガー値としての"循環血液量の20％以上の出血"を考えてみましょう。例えば体重60kgの人では、循環血液量は約75ml×60＝4,500mlであるので[2]、循環血液量の20％の出血は900ml、30％は1,350mlに相当します。循環血液量は個人差が大きいので、60ml/kgの人もいれば、90ml/kgの人もいます[2]ので、この計算値は大まかなものです。出血量の30％をトリガーとすると、60ml/kgの人では1,800mlに相当し、90ml/kgの人では2,700mlとなり、大きな違いとなります。したがって、使用指針にある計算値は参考にはしますが、患者の背景疾患と臨床症状の推移を見極めつつ、赤血球液輸血のトリガーを決めていく必要があります。

酸素供給を保つために赤血球は必要ですが、赤血球は止血機能にも関与します。赤血球は陰性荷電しているため、同じく陰性荷電しているグリコカリックスとは反発し合い、血管の中心部を流れます。ヘマトクリット値が高いと、血小板は血管壁近くに押しやられるようになります

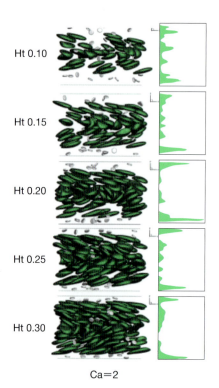

図2-1　ヘマトクリット値と血小板のmargination
赤血球は陰性荷電しているため、血管壁から離れ中心に流れを作ります。血小板は周辺部に集まるようになります（margination）。ヘマトクリット値が高いほど、この効果は高くなり、血管壁の損傷時には血小板の凝集が起こりやすくなります。

Spann AP, Campbell JE, Fitzgibbon SR, et al. The effect of hematocrit on platelet adhesion: Experiments and simulations. *Biophys J* 2016; 111: 577-88 より引用

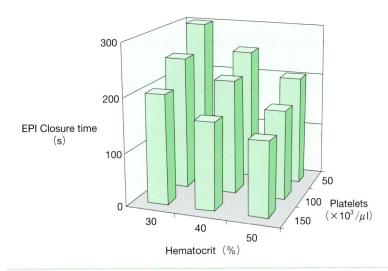

図2-2 ヘマトクリット値による血小板機能の促進効果

in vitro 血小板機能検査機器（PFA-100）を用いてヘマトクリットと血小板凝集能の関係を調べました。ヘマトクリット10％の違いは、血小板数5万/μlに相当します。
EPI Closure time：エピネフリンによる血小板凝集能
Eugster M, Reinhart WH. The influence of the haematocrit on primary haemostasis *in vitro*. *Thromb Haemost* 2005; 94: 1213-8より引用

(margination)。そのためヘマトクリット値が高いほど、血小板凝集にも貢献するようになります（図2-1）[3]。ヘマトクリット値10％が、血小板数5万/μlに相当するともいわれています（図2-2）[4]。

　麻酔科医は不足することを恐れるあまり、多めに補充する傾向がありますが、多めに輸血することが弊害をもたらすことも考えてくべきでしょう。Napolitanoら[5]は赤血球輸血のEBMに基づいたガイドラインをまとめています。その中では、重症患者でも循環動態が安定していれば、貧血を改善することだけを目的とした赤血球輸血は意味がない、としています。"liberal"（ふんだんに使用すること）に投与することは、合併症は増やすが利益はないと述べています。

> **Point**
> ● 出血に対して、生体は血圧を保つように反応する。そのため出血量に相当する赤血球を必ずしも補充しなくともよい。
> ● 赤血球は一定のヘマトクリット値を保てば、酸素運搬以外にも血小板の機能を助ける働きがある。

文献

1) 厚生労働省医薬食品局血液対策課．「輸血療法の実施に関する指針」（改定版）および「血液製剤の使用指針」（改定版）．東京：厚生労働省；2005.
2) Iijima T, Ueyama H, Oi Y, et al. Determination of the standard value of circulating blood volume during anesthesia using pulse dye-densitometry: a multicenter study in Japan. *J Anesth 2005*; 19: 193-8.
3) Eugster M, Reinhart WH. The influence of the haematocrit on primary haemostasis *in vitro*. *Thromb Haemost* 2005; 94: 1213-8.
4) Spann AP, Campbell JE, Fitzgibbon SR, et al. The effect of hematocrit on platelet adhesion: experiments and simulations. *Biophys J* 2016; 111: 577-88.
5) Napolitano LM, Kurek S, Luchette FA, et al. Clinical practice guideline: red blood cell transfusion in adult trauma and critical care. *Crit Care Med* 2009; 37: 3124-57.

2 新鮮凍結血漿

　日本赤十字社から供給されている赤血球液（red blood cells：RBC）は、新鮮凍結血漿-LR「日赤」（120あるいは240）と呼称されています。血液保存液（CPD液）を28mlまたは56ml混合したヒト血液200mlまたは400mlから、白血球の大部分を除去し分離した新鮮な血漿を凍結したものです。新鮮凍結血漿（fresh frozen plasma：FFP）は、－20℃で血漿を凍結保存し、有効期限は1年間です。効能または効果は"血液凝固因子の補充であり、(1) 複合性凝固障害で、出血、出血傾向のある患者又は手術を行う患者、(2) 血液凝固因子の減少症又は欠乏症における出血時で、特定の血液凝固因子製剤がないか又は血液凝固因子が特定できない場合"とされています。

　このように凝固因子の補充のために作られた製剤ですが、実際にはそのほかの目的を想定して使用されていることも多いようです。FFPは、いまだに"循環血液量の補充"や"タンパクの補充"を目的に使用されることもあり、適正な使用が望まれています。赤血球製剤とFFPの使用比率を見ると、FFPが適用外使用されていることが分かります。かつては、FFP：RBCの使用比率は0.70（平成13年）と高かったのですが、最近は0.39（平成22年）まで低下しています。まだまだ欧米の0.2よりは高い数字です。輸血管理料の施設基準では、FFP（血漿交換に使用されたものは除く）：RBCが0.54未満では輸血管理料Ⅰ、0.27未満では輸血管理料Ⅱが算定できます。このような基準を設けて適正使用が促されています。

　凝固因子を補充するのが目的なので、凝固障害を確認して投与の可否を決めます。血液製剤の適正使用基準によれば、循環血液量の120％程

度、すなわち5〜6lの出血があったときに初めて使用することになりますが、出血量と凝固障害は必ずしも平行して進行するものではありません。そのため凝固系の検査が必要となります。プロトロンビン時間（PT）30％以下あるいは国際標準化比（INR）2.0以上、活性化部分トロンボプラスチン時間（APTT）25％以下あるいは施設の基準の2倍が目安になります。

　血液製剤の使用指針では、出血量により段階的にRBC、FFPというように成分を補充していくことが示されていますが、多発外傷のように複数の出血点があり、その部位で凝固因子が急速に失われる場合はRBC輸血のみでは不十分であり、早期のFFP投与が予後を良好にすることが示されています（3.4 多発外傷の項参照）。また、厚労省研究班での腹部大動脈瘤手術時に5,000 ml以上の出血をみた症例を調査した報告でも、FFP/RBC比が0.5以下では予後不良であったことが示されており、大量出血患者ではFFPの併用については柔軟な対応が必要です[1]。そのような場合は、必ずしもこの基準に従う必要はありませんが、根拠のない過剰投与がさまざまな副作用をもたらすことを考えると、慎まなければなりません。

> **! Point**
> - 新鮮凍結血漿は、凝固因子の補充として使用するが、理論的には循環血液量の120％以上に相当する出血が起きないかぎり、必要性はあまりない。
> - 大量出血、多発外傷では、十分な量の投与により凝固系の回復に貢献する。

文献

1) 入田和男, 稲田英一, 津崎晃一ほか. 大量出血症例における新鮮凍結血漿／赤血球濃厚液比と予後の関係. 日本輸血細胞治療学会誌 2010; 56: 213.

3 血小板濃厚液

　日本赤十字社から供給されている血小板濃厚液は、（照射）濃厚血小板-LR「日赤」と呼称されています。血小板濃厚液は、全血採血から血小板を抽出する方法と、供血者から成分採血（プラスマフェレーシス）を利用して血小板のみを抽出する方法がありますが、現在は、成分採血

表2-1 （照射）血小板濃厚液〔(Ir-) PC-LR〕投与時の予測血小板増加数値

(Ir-) PC-LR 投与単位数	体重（kg）														
	5	10	15	20	25	30	35	40	45	50	60	70	80	90	100
1	3.8	1.9	1.3	1.0	0.8	0.6	0.5	0.5	0.4	0.4	0.3	0.3	0.2	0.2	0.2
2	7.6	3.8	2.5	1.9	1.5	1.3	1.1	1.0	0.8	0.8	0.6	0.5	0.5	0.4	0.4
5	19.0	9.5	6.3	4.8	3.8	3.2	2.7	2.4	2.1	1.9	1.6	1.4	1.2	1.1	1.0
10		19.0	12.7	9.5	7.6	6.3	5.4	4.8	4.2	3.8	3.2	2.7	2.4	2.1	1.9
15			19.0	14.3	11.4	9.5	8.2	7.1	6.3	5.7	4.8	4.1	3.6	3.2	2.9
20				19.0	15.2	12.7	10.9	9.5	8.5	7.6	6.3	5.4	4.8	4.2	3.8

※（照射）血小板濃厚液1単位：含有血小板数 0.2×10^{11} 個以上 　　　　　　　　　　　　　　（万/μl）

されたものが供給されています。血小板は血漿中に浮遊させ、1単位としては 0.2×10^{11} 個以上として作られています。血液成分採血に由来する血液保存液〔ACD-A（acid citrate dextrose-A）液〕が含まれています。この製剤は、常温（20〜24℃）で凝集しないように震盪しながら保存します。日本赤十字社では，注文に応じて生産しています。効能または効果は、"血小板減少症に伴う疾患に適用する"となっています。

　血小板濃厚液は、循環血液量の180％程度、約7 l 以上に相当する出血に伴う血小板喪失の際に、使用することが指針で示されていますが、血小板数としての待機手術での使用基準は、5万/μl以下となっています。2〜5万/μlで、出血傾向を認めるときは適用となります。頭蓋内手術では、出血に伴う致死的な頭蓋内圧の上昇を避けるため早期に投与することが認められており、7〜10万/μlが望ましいとされています。血小板数の検査値から必要投与量を決めることができますが、手術患者の場合は、あらかじめオーダーしておくので、決められた量を入れることになります。血小板増加量（表2-1）が予測できますから、それを目安に準備量を決めます。

　血小板輸血は、繰り返し行うと、投与された血小板数が期待どおりに上がらないことがあります。これは、血小板輸血不応状態と呼ばれます。機序は非免疫的機序と免疫的機序があり、非免疫的機序が多いといわれています。繰り返し血小板輸血を行っていると、抗ヒト白血球抗原（human leukocyte antigen：HLA）抗体の発現による免疫学的機序により起こることがあります。このような場合、血小板不応答に対してはHLA適合血小板輸血を行うことになります。血小板応答の評価には、以下の計算式を使います。

CCI（補正血小板増加数）＝

血小板増加数（/μl）×体表面積/輸血された血小板数（10^{11}）

この数値が4,500/μl以下であれば、血小板不応症と診断されます。

出血に際して、血小板輸血はかなりの大量出血でなければ適用になりません。もともと血小板数の低い症例などにかぎって使用されるものです。血小板輸血は、血小板に対する抗体ができるという免疫学的副作用がありますので、十分に適用を考えて使用しましょう。

> **! Point**
> ◉血小板濃厚液の適用は、血小板数が正常の患者では循環血液量の180％に相当する出血でないかぎり、理論的には適用にならない。
> ◉血小板を輸血すると、抗体ができることに留意する。

4 アルブミン

A. アルブミンの基礎

アルブミンは、分子量約7kDaのタンパクであり、広い分子量分布を持つ人工膠質液と異なり、分子量が一定です。アルブミンは、リンパおよび肝臓で血管内外のコンパートメントを行き来しています。血管内に投与されたアルブミンは、肝臓以外の組織の毛細血管ではこの分子量のタンパクを通過させる穴を持たないので、血管外には分布しません。そのため、血管内容量を増やす目的で使用されますが、血管、細胞間質、リンパの大きな循環の中で分布しているものです。

血管内容量は、このアルブミンのおかげで維持されていますが、血管の透過性が亢進して、この分子量のタンパクが漏出するようになると、分子量分布の狭いアルブミンは一挙に血管外に漏出するようになります。血管の透過性は、血管内皮細胞表面の糖鎖であるグリコカリックスが鍵を握っています。陰性荷電しているアルブミンは、グリコカリックスと結合して血管内面を覆っています。血液の流れと血管内壁を電気的に隔離することによって、血管からの水の漏出が起こらないようになっています。

このような構造が敗血症などの病態で破壊されると、血管の透過性が亢進するようになります。

B. アルブミン使用方法のrecommendation

　アルブミンは、献血された血液からアルブミンを分離し、加熱処理したものです。等張アルブミン5％、および高張アルブミン25％（20％溶液もある）がありますが、それぞれ250mlおよび50mlに同量の12.5gのアルブミンが含有されています。効能または効果は、1．アルブミンの喪失（熱傷、ネフローゼ症候群など）およびアルブミン合成低下（肝硬変症など）による低アルブミン血症、2．出血性ショック、となっています。ネフローゼ症候群や肝硬変に伴う腹水が貯留している場合は、高張アルブミンを短期間使用することがありますが、出血性ショックでは等張アルブミンを用います。

　アルブミンは生体内にあるタンパクなので、生体の修復などに有利に働くと思われがちです。その有用性を示すために、重症患者にアルブミンを投与した群と生理食塩液を投与した群で、予後に違いがあるかが検討されてきました。生理食塩液とアルブミンは、基本的にその適用は異なると考えられ、単純に両製剤をランダムに振り分けて投与することは違和感があります。しかし、いくつかの臨床研究が行われ、それらはCochrane Injuries Group Albumin Reviewersにより、メタ解析がなされています。その結果、重症患者におけるhypovolemiaではアルブミンの使用が致死率を下げるのではなく、むしろ上げると結論し[1]、大きな議論が巻き起こりました。特に頭部外傷患者では、アルブミン投与がその予後に関連していました。その後のオセアニアで行われたSAFE studyでは、アルブミンが致死率を上げることはないと結論されましたが、救命率を上げるとは結論されていません[2]。アルブミンは、血中アルブミン濃度が低下しているときに使用されると思います。低アルブミン血症は、さまざまな病態において予後不良に関連する因子と考えられています。このような統計は、2通りに解釈されます。低アルブミン血症が、予後不良の原因因子であるか、あるいは予測因子であるかのどちらかです。前者であれば、低アルブミン血症をアルブミンの投与により改善すれば、病態が好転するはずです。アルブミン値が低いと膠質浸透圧を低下させ、間質の浮腫を招くので種々の病態を悪化させると考えられ、アルブミンの投与により病態の悪化を防ぐことができると考えられます。しかし、低アルブミン血症に対しアルブミンを投与し、その予後を調べた研究では、予後改善効果は認められていません[3]。これは何を示すのでしょうか？　低アルブミン血症は疾患の随伴症状であり、必ずしも原因ではないということです。低アルブミン血症は、肝硬変やネフローゼなど臓器異常の結果として現れるものであり、低アルブミン血症になるほどの臓器障害が起こると、予後不良になると考えるべきでしょ

う。したがって、アルブミン値を正常化するためだけのアルブミンの投与は、妥当ではないと考えられています[3)4)]。

　アルブミン自体は、生体内でのさまざまな役割があるので、投与されたアルブミン自身が生体において有効に働くことはあると考えられます。アルブミン自身は生体内で脂質などの運搬や、フリーラジカルの捕捉などの役割を果たしていることから、なんらかの有益な影響があることは期待されます。グリコカリックスとアルブミンの相互作用が確認され、アルブミンが血管内皮の保護に役立っています[4)]。さまざまな病態を含む大規模研究では、その有用性が示されているわけではありませんが、特定の疾患群を対象にした臨床研究では、その有用性は示されています。低アルブミン血症にアルブミンを投与し、フロセミドを同時に投与して、呼吸障害の発生を調べた研究ではその有効性が示されています[5)]。この研究からアルブミンは、血管内の膠質浸透圧を上昇させ、間質からの水を引き、利尿薬を併用することによって積極的に水を体外へ排泄させることは、肺においても浮腫軽減効果があると解釈されます。人工膠質液との比較は示されていませんが、危機的出血時においても、出血時に投与された大量の晶質液を体外に排泄させるには、アルブミンは有効であると考えられますので、止血が確認されてからの投与、特に20％あるいは25％製剤は理論的には間質からの水分を引くのに効果的であるかもしれません。

　高濃度のアルブミン（高張アルブミン）は、浸透圧が高いので水を血管内に引く力が強いため、少量の投与で血管外から水を引き、血漿量を増やすことが期待されます。容量増加効果は、20％アルブミンでは210％、25％アルブミンでは260％になるとされています。これは"small volume resuscitation"と呼ばれています。もともと高濃度アルブミンは、戦場で負傷した兵士に投与するために、持ち運びやすいように濃縮されたものですが、水を投与しないで膠質浸透圧を増加させる目的で使用されることもあります。肝硬変患者で腹水が貯留している場合などに適用があります。

> **Point**
> ◉アルブミンは、低アルブミン血症を補正するために投与するのではなく、低アルブミンに伴う合併症を改善するために使用する。
> ◉アルブミンは、容量負荷を目的に使用するものではなく、出血性ショックの離脱後の生理的な機能の回復を目的に使用したい。

文献

1) Cochrane Injuries Group Albumin Reviewers. Human albumin administration in critically ill patients: systematic review of randomised controlled trials. *BMJ* 1998; 317: 235-40.
2) Finfer S, Bellomo R, Boyce N, et al. A comparison of albumin and saline for fluid resuscitation in the intensive care unit. *N Engl J Med* 2004; 350: 2247-56.
3) Alderson P, Bunn F, Lefebvre C, et al. Human albumin solution for resuscitation and volume expansion in critically ill patients. *Cochrane Database Syst Rev* 2004: CD001208.
4) Jacob M, Rehm M, Loetsch M, et al. The endothelial glycocalyx prefers albumin for evoking shear stress-induced, nitric oxide-mediated coronary dilatation. *J Vasc Res* 2007; 44: 435-43.
5) Martin GS, Moss M, Wheeler AP, et al. A randomized, controlled trial of furosemide with or without albumin in hypoproteinemic patients with acute lung injury. *Crit Care Med* 2005; 33: 1681-7.

2.2 輸血前検査

1 Type & Screening（T&S）

　赤血球表面には、数多くの抗原が存在します。糖鎖抗原であるAおよびB抗原は、赤血球上にもっとも多く存在し、抗体も規則的に保有されています。そのため血液型の判定には、ABO型が使われています。この血液型を決定することを"Type"と呼び、それ以外のタンパク抗原などの赤血球膜抗原に対する不規則抗体検査は"Screening"と呼ばれ、両者を合わせて"Type & Screening"あるいは"T&S"と呼ばれています。ABO型は、血液型をオモテ試験とウラ試験で判定します。オモテ試験は患者血球の抗原性、ウラ試験は患者抗体の血球抗原に対する反応性を調べたものです。この検査は血球の凝集を見るもので、大きな病院では自動化されていますが、そうでなければ凝集を視認で判定します。

　輸血に伴う合併症で、もっとも重篤なものは不適合輸血です。ABO型不適合輸血の致死率は10〜20％といわれており、重篤な医療過誤ですから絶対に起こしてはならないものです。血液型は2度検査することを原則とします。他院での判定や、口頭や伝聞での血液型の確認は、この2回のうちに入りません。緊急時を除いて、ダブルチェックをすることが重篤な事態につながるミスを防ぎます。ラベルの読み合わせなどを励行して、誤認を防ぎましょう。

　Screeningは、ABO型以外の赤血球表面抗原に対する抗体（不規則抗体）を調べるものです。不規則抗体は輸血、妊娠、移植などにより、抗

原に曝露された結果、産生されるもので、主として免疫グロブリンG（IgG）ですが、同種抗原免疫を経験せずに自然に保有されている抗体（自然抗体）もあります。これは、主として免疫グロブリンM（IgM）です。これらの不規則抗体が陽性の場合は、対応抗原陰性のものを準備しなければなりませんが、陰性であれば基本的には血液型の一致しているものを輸血しさえすれば溶血は起こりませんから、緊急に輸血が必要になった場合も型一致を確認すれば、すぐに輸血することができます。一度、不規則抗体の有無を調べておけば、たとえ不規則抗体があったとしても、登録されている日赤血の赤血球抗原性と照らし合わせることで、適合血を選び出すことができます（コンピュータクロスマッチ）。

> **Point**
> ● T＆Sを行っておけば、緊急時の輸血も迅速に行うことができる。

2 交差適合試験

　輸血を行う直前には、患者の血液と供血者の血液を試験管内で反応させて、凝集が起こらないことを確認します。血液型が一致した同種血輸血の際には、凝集が起こらないはずですが、ABO型以外の抗体の反応により凝集が起こることがあります。万能赤血球であるO型血液では、含まれている血漿中に抗A・抗B抗体が高濃度含まれていることもあり、緊急O型赤血球輸血でも凝集の可能性がありますから、製剤投与と並行して交差適合試験を行うことを勧めます。
　交差適合試験は、供血者血球と受血者血清の反応を調べる主試験と、供血者血清と受血者血球の副試験があります。現在、日本赤十字社から供給される赤血球液は、不規則抗体がないことを確認していますから、副試験では陽性になることはないと考えられています。

> **Point**
> ● 交差適合試験は、最終的に血液の適合性を確認し、安全性を確保する。

Chapter 3 輸血を必要とする病態とその対応

3.1 希釈性凝固障害

　出血が大量であるときには、赤血球が減少するだけではなく、凝固因子も減少します。そのため、凝固障害が出現するようになります。出血に際して、単に血管内の血液成分が外に出ただけであれば、血管内の凝固因子の濃度は変わらないはずですが、出血に伴う輸液の大量投与により、凝固因子は希釈されて濃度は減少します。出血に伴い、輸液をしなくとも血中ヘモグロビン濃度は低下しますが、これは間質のタンパクがリンパを介して血液中に流入するので、凝固因子が希釈される原因は必ずしも輸液だけではないでしょう。しかし、大量輸液が希釈性凝固障害を助長することは確かです。凝固因子が少し減ったくらいでは、止血困難とはなりません。理論的には約20から30％の凝固因子が残存していれば、凝固能は温存されていると考えられています（表3-1）[1]。血液製剤の使用指針では、新鮮凍結血漿（fresh frozen plasma：FFP）の

表3-1 凝固因子の生体内における動態と止血レベル

因子	止血に必要な濃度[1]	生体内半減期	生体内回収率	安定性（4℃保存）
フィブリノーゲン	75～100mg/dl*	3～6日	50％	安定
プロトロンビン	40％	2～5日	40～80％	安定
第Ⅴ因子	15～25％	15～36時間	80％	不安定[2]
第Ⅶ因子	5～10％	2～7時間	70～80％	安定
第Ⅷ因子	10～40％	8～12時間	60～80％	不安定[3]
第Ⅸ因子	10～40％	18～24時間	40～50％	安定
第Ⅹ因子	10～20％	1.5～2日	50％	安定
第Ⅺ因子	15～30％	3～4日	90～100％	安定
第Ⅻ因子	―	―	―	安定
第ⅩⅢ因子	1～5％	6～10日	5～100％	安定
フォンウィルブランド因子	25～50％	3～5時間	―	不安定

1) 観血的処置時の下限値
2) 14日保存にて活性は50％残存
3) 24時間保存にて活性は25％残存（AABB：Blood Transfusion Therapy 7th ed. 2007. p27）
＊ 一部を改訂
各凝固因子ごとの止血に必要なレベルが確かめられています。それぞれ、かなりの幅がありますが、おおむね40％以下でも凝固能は保たれます。この中で消費されやすいものはフィブリノーゲンであり、これが減少することが希釈性凝固障害のもっとも大きな原因と考えられています。
日本赤十字社．医薬品情報 http://www.jrc.or.jp/mr/blood_product/about/plasma/ より引用

投与の目安としては循環血液量の約120％以上の出血としています。しかし、出血量だけでこの希釈性凝固障害を推定することは困難ですから、プロトロンビン時間（prothrombin time：PT）あるいは活性化部分トロンボプラスチン時間（activated partial thromboplastin time：APTT）の測定を行い、PT 30％以下、プロトロンビン時間国際標準化比（prothrombin time-international normalized ratio：PT-INR）2.0以上、あるいはAPTTは各医療機関の基準値上限の2倍以上あるいは25％以下となっています。このように実際には、凝固系の障害を確認しなければ、FFP投与の是非を決めることができません。FFPのPT-INRは1.1とされています[2]。FFPは濃縮製剤ではないため、成人の血漿の凝固因子の濃度と、さほど違いがないのです。そのため、PT-INRが延長していないかぎり、FFPを投与しても、凝固因子の濃度はあまり変わらないということです。FFP投与前後で、PT-INRがどの程度変化したかを調べた研究があります。この図3-1からも、PT-INRが1.6程度まで延長していないと、投与したFFPの効果があまりないことが示されています[2]。

凝固因子活性は、それぞれの因子ごとに凝固に必要な活性値は異なりますが、この中でもっとも凝固障害に影響を与えるのはフィブリノーゲンの値です。フィブリノーゲンが100 mg/dl以下になると凝固障害が起こり、凝固因子の補充が必要になります。したがって、FFPの投与基準をフィブリノーゲン値を基にするという考えもあります[3]。FFPに含有されているフィブリノーゲンの量はまちまちであり、FFP投与によるフィブリノーゲン値の増加効果は不確かでもあります。血漿を濃縮して、凝固因子濃度を上げれば、希釈性凝固障害の改善には、より効果が期待されます。クリオプレシピテートは、血漿を濃縮したものです。4℃で

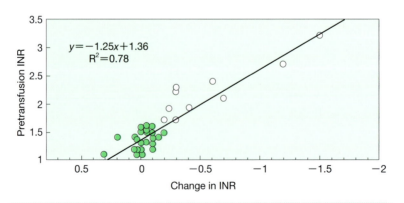

図3-1　FFP投与前のPT-INRと投与後のPT-INRの変化量
FFP自身がPT-INRは1.1程度であるので、投与前のPT-INRが延長していないと、効果が少ないことが示されています。●は、RT-INRがほとんど改善していません。
Holland LL, Foster TM, Marlar RA, et al. Fresh frozen plasma is ineffective for correcting minimally elevated international normalized ratios. *Transfusion* 2005; 45: 1234-5 より引用

FFPを溶解して血漿を濃縮して作製しますが、製剤として販売されているものではないため、院内製剤として作られています。日本輸血・細胞治療学会によると、2013年では10施設、102症例で使用されていますが、普及率は低いのが現状です。

> **Point**
> ● FFPによる凝固因子の補充は、凝固能が低下していないかぎり効果があまりない。
> ● 凝固因子不足による凝固障害を確認してから投与する。

文献

1) 日本赤十字社．医薬品情報 http://www.jrc.or.jp/mr/blood_product/about/plasma/
2) Holland LL, Foster TM, Marlar RA, et al. Fresh frozen plasma is ineffective for correcting minimally elevated international normalized ratios. *Transfusion* 2005; 45: 1234-5.
3) 山本　晃．新鮮凍結血漿の投与基準を検証する　実効性のあるトリガー値の提唱．*日本輸血細胞治療学会誌* 2011; 57: 442-8.

3.2 急速大量出血と緊急O型輸血

　血管の損傷により、突然の急速な大量出血が起こることがあります。外科医も驚き、手術室内に緊張が走ります。このような危機的な状況では、冷静な判断が必要になります。危機的な出血では、速やかな止血と、適切な容量管理を行う段取りを決めなければなりません。そのためには、冷静な司令塔（コマンダー）が必要であり、そのコマンダーに従って効率良く周りが行動することになります（図3-2）[1]。血管の結紮が困難な場合は、圧迫止血で、ある程度コントロールできれば、しばらく圧迫してもらいます。その間に輸血の準備を行います。患者の血液型と不規則抗体の有無を確認して、輸血部に血液製剤の準備を依頼します。同種血輸血で十分に対応できればよいですが、同種血が不足している場合は、万能血であるO型輸血を考慮します。

　産科的な出血は止血が困難であることから大量出血に至り、出血性ショックに陥りやすいため、十分な対応方法を考えておく必要があります。産科婦人科学会では産科医にも分かりやすい対応ガイドラインを作

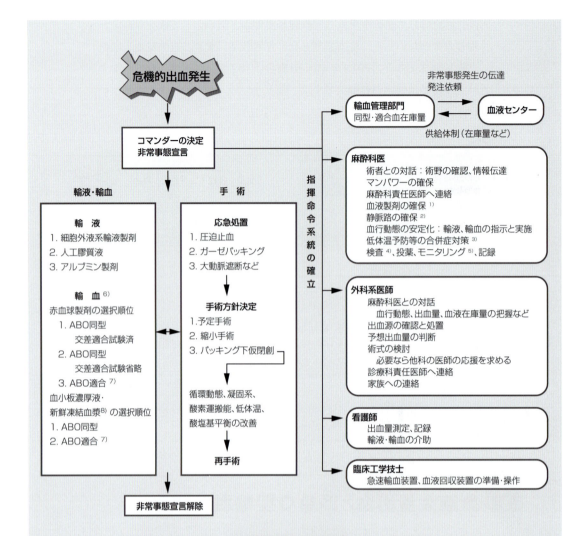

図3-2 | 危機的出血への対応ガイドライン
日本麻酔科学会，日本輸血・細胞治療学会．危機的出血への対応ガイドライン．2007 より引用

産科危機的出血への対応フローチャート

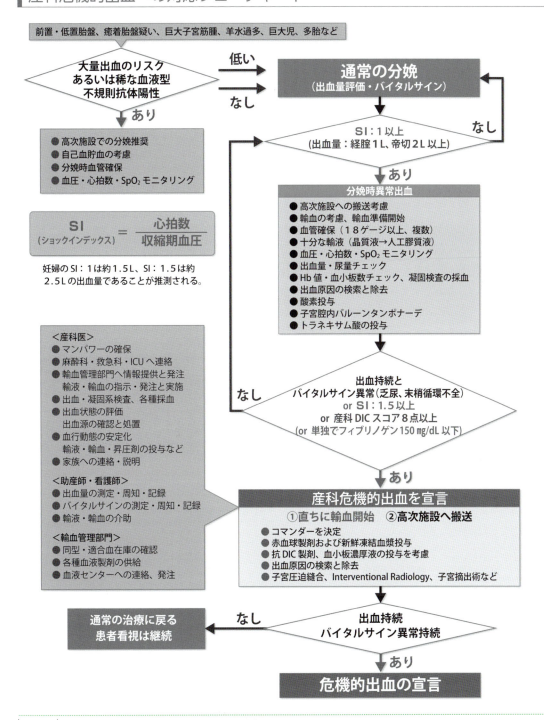

図3-3 産科危機的出血への対応指針2017

日本産科婦人科学会/日本産婦人科医会/日本周産期・新生児医学会/日本麻酔科学会/日本輸血・細胞治療学会，産科危機的出血への対応指針2017．2017.1（改訂）より引用

成しています（図3-3）[2]。分娩時の出血は、必ずしも大病院で発生するわけではないので、救急搬送のタイミングが遅れないようにショックの判断に分かりやすいshock index（SI）を用いたガイドラインになっています。大量出血は、その後、回復しても予後に大きな影響を与えます。麻酔科認定病院を対象とした大量出血とその対応に関する実態調査では、5,000ml以上の大量出血症例における死亡率は15.6%であり、予後不良症例を含めると28.3%に上っています[3]。血中ヘモグロビン濃度が5g/dlまで低下したのは17.0%であり、最低ヘモグロビン濃度が低下すると死亡率が上昇することが報告されています。この報告からも明らかなように、出血に対して輸血が追いつかないことが患者の予後を左右しています。したがって、危機的出血では、速やかに赤血球輸血を開始することが急務でありますが、輸血による重篤な副作用を起こさないことが必要です。O型赤血球液は万能血であり、赤血球表面にはA抗原、B抗原がともにないために、O型以外にもA、B、AB型患者に投与しても溶血することはありません。赤血球液では、含有血漿量が5〜10%と少なく、さらに不規則抗体スクリーニングが行われているため、含まれている血漿による溶血のリスクは低いと考えられます。

2007年に日本輸血・細胞治療学会が発行した「緊急時のO型赤血球輸血の運用マニュアル」では、緊急時に血液型が確定しない場合、あるいは大量輸血により同型の赤血球製剤が不足した際のO型赤血球輸血を推奨しています（表3-2）[4]。不確かな血液型の判定に頼るより、副作用の発生しにくいO型赤血球輸血を行ったほうが、重篤な副作用を防ぐことができるという考えを普及させるものです。O型赤血球製剤は、わずかですが血漿成分を含んでいます。この中には、抗A・抗B抗体を含む可能性があります。実際にO型赤血球製剤の抗A・抗B抗体の力価

表3-2 緊急時の適合血の選択

患者血液型	赤血球濃厚液	新鮮凍結血漿	血小板濃厚液
A	A＞O	A＞AB＞B	A＞AB＞B
B	B＞O	B＞AB＞A	B＞AB＞A
AB	AB＞A＝B＞O	AB＞A＝B	AB＞A＝B
O	Oのみ	全型適合	全型適合

異型適合血を使用した場合、投与後の溶血反応に注意する

異型適合赤血球について
①血液型不明の緊急患者で危機的出血と判断したら、O型赤血球製剤の輸血を開始。
②患者血液型がAB型の場合には、O型よりもA型ないしB型赤血球製剤を優先。
③異型適合血輸血開始前に、血液型検査・抗体スクリーニング用の採血。
④異型適合血輸血を開始しても、同型血が入手できしだい、同型血輸血に変更。

日本輸血・細胞治療学会．輸血療法の実施に関する手順書．緊急時のO型赤血球輸血の運用マニュアル．2007より引用

を調べたところ、中央値は2倍であり、抗A・抗B抗体は患者血清が持っているA型・B型物質で十分に中和できます。試算上では、抗体価が64倍の力価の100単位の輸血が行われたとしても、患者血清で中和できるといわれています。したがって、わずかに残る血漿成分についても、危険性はきわめて低いと考えられます。

患者が不規則抗体を持っていた場合はどうでしょうか？ 遅発性溶血反応が発生します。過去の症例報告によると、輸血後6日後からLDH、総ビリルビン値の上昇が見られ、不規則抗体価の上昇に伴い溶血所見が得られたと報告されています。やや遅れて溶血は起こり、検査値も上昇します。腎障害などの重篤な副作用に至ることはまれのようですが、輸血後の十分な監視が必要です。

RhD（−）患者に対し、緊急O型赤血球輸血を行った場合はどうなるでしょうか？ RhD（−）患者では、初回のRhD（＋）血投与に際しては抗RhD抗体はできていませんから、すぐには溶血を起こしません。RhDも不規則抗体のひとつですから、上述と同様、遅発性に溶血反応が起こります。RhD抗体の上昇を抑えるために、抗Dヒト免疫グロブリンを投与することが勧められます。しかし、大量にRhD（＋）血が投与された場合には、これをすべて中和することは難しくなります。抗RhD抗体ができても、その後RhD陽性血を投与されなければ問題はありませんが、将来妊娠する可能性のある女性では、児に重篤な溶血を起こす可能性があるので、できるだけ中和しておく必要があるでしょう。

> **Point**
> ● 急速な大量出血に際しては、ガイドラインを参考に指揮系統を確立する。出血性ショックに陥らせないような速やかな対応が予後を左右する。
> ● 緊急時には、万能血であるO型赤血球製剤の使用も考慮する。

文献

1) 日本麻酔科学会，日本輸血・細胞治療学会．危機的出血への対応ガイドライン．2007
2) 日本産科婦人科学会/日本産婦人科医会/日本周産期・新生児医学会/日本麻酔科学会/日本輸血・細胞治療学会．産科危機的出血への対応指針2017．2017．
3) 入田和男，稲田英一，吉村 速ほか．麻酔科認定病院の手術室で発生している大量出血とその対応に関する実態調査．麻酔 2009; 58: 109-23.
4) 日本輸血・細胞治療学会．輸血療法の実施に関する手順書．緊急時のO型赤血球輸血の運用マニュアル．2007．

3.3 多発外傷

　手術中の大量出血と異なり、多発外傷では、出血点が多くあり、それぞれで凝固系の消費があるために凝固因子と血小板の減少が著しいのが特徴です。この病態は播種性血管内凝固（disseminated intravascular coagulation：DIC）に類似しており、早急に介入しないと出血をコントロールすることができなくなります。そのためには、早期の凝固因子と血小板の補給が必要になります。血液製剤のガイドラインでは、新鮮凍結血漿や血小板製剤の使用基準はそれぞれ循環血液量相当量の120％、180％の出血があった場合に投与を開始することになっていますが、多発外傷では出血量を基にした投与基準の適用外になります。新鮮凍結血漿（FFP）と血小板（PLT）と赤血球液（RBC）を1：1：2、あるいは1：1：1で投与を推奨している報告も見られます。日本では少ないですが、米国の一部の地域のように銃による負傷者が搬送される機会の多いところでは、搬送後ただちに輸血を開始できるようにFFPはすでに溶かしてキットとしてこれらの製剤を用意しているようです。1：1：1の必要があるか、1：1：2のほうが救命率が優れているかをPROPPR randomized clinical trialとして進行させています[1]。

　本邦では、3次救急のある病院であっても、頻繁にこのような患者が来るわけではなく、FFPを溶融させておくと無駄になる率が高いので、このような準備をすることは現実的ではありません。しかし、重症外傷患者では、早めのPLTおよびFFPの投与が必要であることを覚えておくとよいでしょう。

> **Point**
> ● 多発外傷では、凝固因子の消費が速いので、FFPと血小板輸血は早期に開始する必要がある。

文献

1) Holcomb JB, Tilley BC, Baraniuk S, et al. Transfusion of plasma, platelets, and red blood cells in a 1:1:1 vs a 1:1:2 ratio and mortality in patients with severe trauma: the PROPPR randomized clinical trial. *JAMA* 2015; 313: 471-82.

3.4 新生児の輸血：保存血と血清カリウム値

赤血球液は保存に伴い，カリウム（kalium：K）濃度が上昇します。K濃度の経時的変化を見ると，Kは保存7日後にはそれぞれ平均16.7 mEq/l（未照射血），32.1 mEq/l（照射血）に上昇し，21日後にはそれぞれ39.7 mEq/l，58.6 mEq/lにまで上昇します。このようなK濃度の変化は，成人では腎不全患者や大量輸血時に，また小児，特に新生児への輸血時には注意する必要があります。新生児への輸血には，保存期間の短い製剤（採血後1週間以内，照射血の場合は照射後2日以内）を使用することが推奨されていますが，予期せぬ大量出血のために，保存期間の長い製剤を使用せざるをえない場合には，カリウム除去フィルターを用いると製剤中のK濃度をほぼ0 mEq/lにまで低下させることができます。そのため，カリウム除去フィルターを通したMAP（mannitol-adenine-phosphate）加RBCを大量投与すると、むしろ血清K濃度が減少することがあります。特に小児では、その変動が大きいため、K濃度をモニターすることが推奨されます。新生児および乳児に7日間保存したMAP加RBCを輸血した手術症例13症例（輸血量163.8±

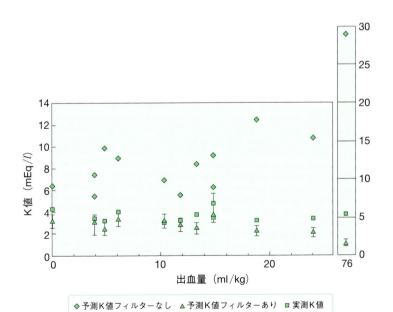

◇ 予測K値フィルターなし　△ 予測K値フィルターあり　■ 実測K値

注：出血量76 mlの症例のK値はほかの症例と別スケールとなっている。

図3-4 フィルターの有無によるカリウム除去効率の差

カリウム除去フィルターを使用しない場合をシミュレーションすると◇のごとく、高カリウム血症になります。実際にはフィルターを使用したので■のごとく、カリウム値の上昇は抑えられていました。△は、フィルターによりカリウム値が0 mEq/lになったと仮定した際の予測値を示しています。

山科元範，飯島毅彦，光田将憲ほか．新生児，乳児手術における濃厚赤血球投与前後のカリウム値の変動　カワスミ社カリウム除去フィルターの効果．日本小児麻酔学会誌 2009; 15: 86 より引用

91 ml、平均値±標準偏差）を対象に，カリウム除去フィルターを用いるとK値は輸血前後で有意差を認めませんでしたが（輸血開始時K値は3.61±0.71 mEq/l）、カリウム除去フィルター未使用の場合をシミュレーションすると、ほぼ2倍（7.78±2.48 mEq/l）になると報告されています（図3-4）[1]。

> **Point**
> ◉新生児の輸血では、保存期間の短い赤血球液を投与し、大量輸血では血清カリウム値が危険なレベルまで上昇する可能性があるので、注意が必要である。

文献

1) 山科元範，飯島毅彦，光田将憲ほか．新生児，乳児手術における濃厚赤血球投与前後のカリウム値の変動　カワスミ社カリウム除去フィルターの効果．*日本小児麻酔学会誌* 2009; 15: 86.

Chapter 4 輸血に伴う合併症

4.1 不適合輸血

　血液型の不適合により、免疫学的な反応が発生し溶血が起こります。溶血性副作用（hemolytic transfusion reaction：HTR）と呼ばれますが、24時間以内に起こる急性溶血性副作用（acute hemolytic transfusion reaction：AHTR）と、それ以降に起こる遅発性溶血性副作用（delayed hemolytic transfusion reaction：DHTR）に分けられます。前者はABO型不適合によるものが主であり、後者は以前に感作された患者に抗体が入り、その後、抗体が増加して起こるものです。

　AHTRは、輸血後数分で溶血が見られます。輸血された血球に受血者の免疫グロブリンM（IgM）抗体が結合し、凝血塊を作り、補体系の連鎖反応により急速に溶血が進みます。さらにヒスタミン遊離に伴うアナフィラキシー反応を引き起こし、播種性血管内凝固（disseminated intravascular coagulation：DIC）に至ります。血圧低下、頻脈を伴い、溶血は血色素尿として確認されます。まずはショックに対する処置を行うと同時に、DICの治療を行います。輸液により尿産生を促し、尿産生が止まったら血液透析が必要になります。致死率は10～20％と高く、ABO型不適合輸血は絶対に起こしてはいけない医療事故ですから、投与前のダブルチェックなどによる十分な確認がもっとも重要です。

　DHTRは、不規則抗体により起こるものが主ですが、輸血後数日から14日程度経過してから発生することもある副作用です。溶血反応の症状で確認され、おおむね軽症で寛解しますが、時には重症化して死亡する症例もあることから、注意が必要です。これを防ぐには、不規則抗体のスクリーニングと、輸血直前に交差適合試験を行うことです。

　RhD（−）患者への輸血に際しては、RhD（−）の赤血球輸血を行います。RhD（−）の血液型を持つ患者は、RhD（＋）の赤血球輸血を受けていないかぎり、Rh型に対する抗体は保有していません。そのため初回のRhD（＋）輸血は、不適合輸血の副作用は起こりませんが、2回目以降は急性と遅発性の中間の1～2時間後に発生する中間型溶血反応を起こすとされています。RhD（−）患者は妊娠に際し、RhD（＋）の児に溶血を起こさせる可能性がありますが、抗Dヒト免疫グロブリンで中和することで溶血を防ぐことができます。したがって、RhD（−）患者で輸血による感作で抗体ができた場合は、同じく抗Dヒト免疫グロブリンで中和させることができます。

> **Point**
> - 輸血前の血液型のチェックは万全を期し、誤投与を防ぐ。
> - 不規則抗体のスクリーニングと交差適合試験により、適合性の確認を行う。

4.2 輸血関連急性肺障害（TRALI）

　手術後の呼吸障害はさまざまな原因で発症し、主な原因は炎症および感染症であると考えられてきました。しかし、その原因を特定することは困難であり、急性呼吸窮迫症候群（acute respiratory distress syndrome：ARDS）という概念で一括りにされてきました。その中で、急性肺障害の原因として、血液製剤の関与を証明することは容易ではありませんでした。しかし、血液製剤の投与をきっかけに、ARDSに至ったという症例を意識するようになり、その因果関係が注目されるようになりました。これを受けて2004年、輸血関連急性肺障害（transfusion-related acute lung injury：TRALI）に関するカンファレンスがカナダで開催され、初めてTRALIの存在が確認され、その診断基準が作られました[1]。

　本邦での診断基準は、もともと肺障害のない患者に対する輸血後6時間以内に発症した急性の肺傷害であり、心負荷およびそれ以外の要因による肺障害は除外されています（表4-1）[2]。手術や全身麻酔は、肺障害の原因になるので、TRALIとすぐに診断することは困難であり、臨床像だけからではpossible TRALIと判断されます。実際に発症までにはやや時間がかかり、初回輸血投与後、数時間経てから発症しているようです（図4-1）[3]。

　TRALIの発症メカニズムは、血液製剤中に含まれる免疫活性物質である抗白血球抗体や、あるいはlysophosphatydilcholineが、肺において炎症反応を引き起こすと考えられてきました[4]。カンファレンスが開かれた当初より、血液製剤中に含まれる抗白血球抗体がこの病態の原因と考えられていましたが、十分な証拠は得られていませんでした。しかし、血液製剤自身による致死的な合併症である可能性を重く見た英国では、理論的に抗白血球抗体の混入する女性由来の血漿製剤の生産をいち早く中止しました。その後、血液製剤由来の肺障害の報告は減少することになります。しかしながら、やはり、血液製剤による肺障害の原因を明らかにする必要はあります。その後に行われた米国の大規模研究[5]、

表 4-1 TRALI と possible TRALI の診断基準

1. TRALI

a. 急性肺障害
　i. 急激な発症
　ii. 低酸素血症
　　　　$PaO_2/FiO_2 \leqq 300\,mmHg$, or $SpO_2 < 90\%$ on room air
　iii. 胸部X線で両側肺浸潤影
　iv. 循環負荷などは認めない
b. 輸血前に急性肺障害を認めない
c. 輸血中または輸血後6時間以内の発症
d. 急性肺障害に関連する輸血以外の危険因子を認めない

2. possible TRALI

a. 急性肺障害
b. 輸血前に急性肺障害を認めない
c. 輸血中または輸血後6時間以内の発症
d. 急性肺障害に関連する輸血以外の危険因子を認める

日本輸血・細胞治療学会輸血療法委員会. 輸血副作用対応ガイド（ver.1.0）. 2011 より引用

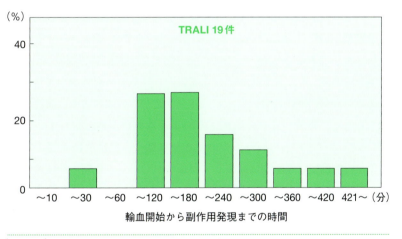

図 4-1 2013年に報告されたTRALIおよびpossible TRALIの発現までの時間
初回輸血開始後から症状発現までは数時間を要しているようです。
日本赤十字社医薬品情報（http://www.jrc.or.jp/mr/reaction/non_hemolytic/trali_taco/）より引用

　本邦での調査[6]でも抗白血球抗体の関与を統計的に示すには至りませんでしたが、心臓外科手術患者を対象に行われたオランダでの調査[7]では、抗ヒト白血球抗原（human leukocyte antigen：HLA）-class I・II 抗体、あるいは顆粒球抗体のいずれかを含む血液製剤は、術後TRALIの有意な原因因子として示されました。おおむね、これらが原因物質であると考えられ、同種免疫の結果、女性の血液に含まれるものであることから、男性由来の血漿製剤が安全であるかの検討がなされました[6]。血漿製剤を男性由来に切り替えてきた英国が、すでにTRALI発生を抑制してお

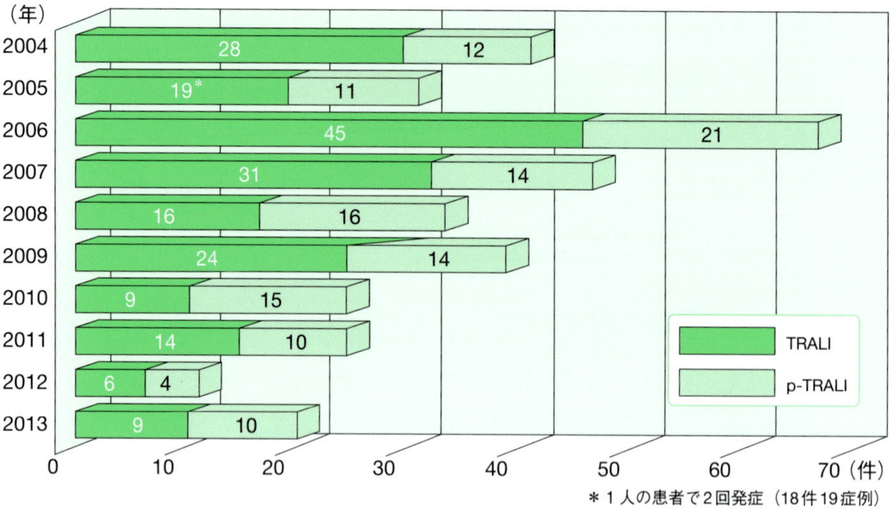

図4-2 TRALIおよびpossible TRALI (p-TRALI) 報告件数の推移

年	TRALI	p-TRALI
2004	28	12
2005	19*	11
2006	45	21
2007	31	14
2008	16	16
2009	24	14
2010	9	15
2011	14	10
2012	6	4
2013	9	10

＊1人の患者で2回発症（18件19症例）

TRALIの発生件数は減少しています。FFPを男性由来の血漿に切り替えている影響と考えられ、世界的にも同じ傾向を示しています。

日本赤十字社医薬品情報（http://www.jrc.or.jp/mr/reaction/non_hemolytic/trali_taco/）より引用

り、その判断が支持されるようになりました。その結果、男性由来の血漿製剤への切り替えが進んでいる国では、すでにTRALIの発生は減少しており、本邦でも減少しています（図4-2）[3]。血漿製剤のmale-only policyは正しい方針ですが、供血者の限られる血小板製剤をどうするか、あるいは女性供血者の抗白血球抗体を測定し、抗体価の低い血液は利用するなど、需給バランスを崩さないような施策が検討されています。TRALIは致死的とはいうものの死亡率は低く、免疫反応が起こっても多くの症例では速やかに回復しています。しかし、長期の予後を調査した研究では、輸血関連循環過負荷（transfusion-associated circulatory overload：TACO）は長期予後に影響を与えませんが、TRALIは術後1年間の死亡率が高くなっていることが報告されています[8]。周術期アウトカムを考えるうえでは、やはり、発生率は低くとも、予後に影響を与える免疫学的副作用を起こす輸血は、十分な根拠をもって行うべきでしょう。

　TRALIは、血漿中に含まれている抗白血球抗体あるいは免疫活性物質により引き起こされると考えられているため、血漿製剤での発症が多いと考えられます。しかし、本邦での調査では、新鮮凍結血漿（FFP）や血小板濃厚液と比較して、MAP加赤血球液が原因と考えられるものがもっとも多くなっています。その原因は明らかではありませんが、赤血球液でも製剤中に含まれている血漿成分が原因であると考えられます。赤血球液も十分な適用を考えて、必要量を投与することが望まれます。

　TRALIの原因は、抗白血球抗体と抗顆粒球抗体が関与しますが、抗

表 4-2 | TRALIの精査に必要なデータ

基本的データ	患者プロフィール
	基礎疾患
	輸血前後の in-out balance
	胸部X線写真
	血液ガス所見
	感染兆候
血液学的データ	投与した血液製剤のロット番号
	血液製剤のセグメント
	患者血液

　白血球抗体の混入のみでは発症するとはかぎりません。敗血症など白血球を活性化させる素地があると、発症しやすくなる（two-hit theory）と考えられており、実験的にも示されています[9]。

　TRALIを疑わせる症例に遭遇したら、日本赤十字社に精査を依頼する必要があります。その際は、日本赤十字社より提供される書式「副作用・感染症記録」および「呼吸困難調査票」に記入します。主なデータとしては、表4-2に挙げたものが必要です。

　TRALIが疑われるときは、TACOも疑われます。両者の区別をつけるために容量負荷所見などもそろえておく必要があります。これらのデータから、投与した血液製剤と患者のHLAの比較、血液製剤中の抗HLA抗体、抗顆粒球抗体について調査され、患者の顆粒球と投与された血清の反応も調べられ、実際に免疫学的な反応があったかどうかが検討されます。

> **Point**
> - TRALIは、血液製剤中に含まれている抗白血球抗体の混入がトリガーとなり、敗血症などのバックグランドがある人に発症しやすい。
> - TRALIが疑われたら、日本赤十字社に報告し、患者血液などの検体を提出し、精査を依頼する。

文献

1) Kleinman S, Caulfield T, Chan P, et al. Toward an understanding of transfu-

sion-related acute lung injury: statement of a consensus panel. *Transfusion* 2004; 44: 1774-89.

2) 日本輸血・細胞治療学会輸血療法委員会．輸血副作用対応ガイド version 1.0. 2011

3) 日本赤十字社医薬品情報（http://www.jrc.or.jp/mr/reaction/non_hemolytic/trali_taco/）

4) Silliman CC, Dickey WO, Paterson AJ, et al. Analysis of the priming activity of lipids generated during routine storage of platelet concentrates. *Transfusion* 1996; 36: 133-9.

5) Gajic O, Rana R, Winters JL, et al. Transfusion-related acute lung injury in the critically ill: prospective nested case-control study. *Am J Respir Crit Care Med* 2007; 176: 886-91.

6) Nakazawa H, Ohnishi H, Okazaki H, et al. Impact of fresh-frozen plasma from male-only donors versus mixed-sex donors on postoperative respiratory function in surgical patients: a prospective case-controlled study. *Transfusion* 2009; 49: 2434-41.

7) Vlaar AP, Hofstra JJ, Determann RM, et al. The incidence, risk factors, and outcome of transfusion-related acute lung injury in a cohort of cardiac surgery patients: a prospective nested case-control study. *Blood* 2011; 117: 4218-25.

8) Li G, Kojicic M, Reriani MK, et al. Long-term survival and quality of life after transfusion-associated pulmonary edema in critically ill medical patients. *Chest* 2010; 137: 783-9.

9) Okazaki H, Ishikawa O, Iijima T, et al. Novel swine model of transfusion-related acute lung injury. *Transfusion* 2014; 54: 3097-107.

4.3 輸血関連循環過負荷（TACO）

　輸血関連循環過負荷（transfusion-associated circulatory overload：TACO）は、過剰輸血に伴う心臓への過剰負荷の結果起こる肺合併症と考えられています。血液製剤自身が引き起こすTRALIのような輸血に特異的なものではなく、輸血行為自身および患者の心臓の予備能の低下によるところが多い問題と考えられています。呼吸障害のなかった患者が輸血後に呼吸障害が見られた場合に、TRALIあるいはTACOが疑われますが、そのうち、心負荷の所見があるものではTACOを疑うことになります。術後は輸液の影響もあり、X線写真上、心負荷所見を示すことが多いため、TACOを疑う症例は多く見られます。米国での前向き臨床研究では、ICU入室患者の6％で見られており[1]、ICU患者のかなりの割合でTACOが疑われることが報告されています[2]。本邦での前向き臨床研究では、血小板輸血を行った患者で診断基準に合致するものは26.7％に見られています[3]。近年になって、ようやくその概念が認識されるようになってきたTACOは、2015年に診断基準が示されたところですが、その病態は十分に解明されていません。TACOは心負荷所見

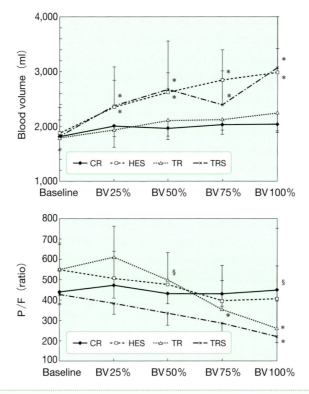

図4-3 | 各種輸液および輸血の過剰投与と循環血液量（上段）とP/F比（PaO_2/FiO_2比、下段）の変化

晶質液（CR）、膠質液（HES：HES130）、輸血を循環血液量の100％に相当する量を投与した際の循環血液量の変化を観察しています。輸血群では、輸血前に出血性ショックを起こしているもの（TRS）と、そうでないもの（TR）の2群を設定しています。晶質液は循環血液量をほとんど増加させません。単なる過剰輸血も循環血液量の増加はわずかであったが、出血性ショックが先行すると循環血液量はHESと同様に増加しました。酸素化を表す指標であるP/F比は、容量負荷に伴い、どの群も低下傾向が見られたが、出血性ショックが先行する過剰輸血群でもっとも低下を示しました。

＊vs control（$P<0.05$）、§vs groups（$P<0.05$）
BV 25％：その個体の血液量の25％に相当する量
Masuda R, Iijima T, Okazaki H, et al. Preceding haemorrhagic shock as a detrimental risk factor for respiratory distress after excessive allogeneic blood transfusion. Vox Sangunis 2017; in press より引用

があれば疑われるので、輸血負荷が原因というよりも、術後の心機能低下により呼吸機能が低下するものも含まれるので、輸血療法の誤りと決めつけることもできません。このようにTACOは、臨床経過から判断されるものであり、その成因は確定されたものではありません。したがって、血液製剤の被害者救済制度の対象になるかは、はっきりしません。

輸血の過量投与に対して、生体はどのように反応するでしょうか？家畜ブタの実験ですが、輸血を過剰に投与していっても、実は血液量はさほど増えないことが観察されています（図4-3）[4]。どこに血液が消えるかというと、ヘマトクリット値の上昇を伴うことから、血漿成分が漏出していると推察されます。血液量のcontext sensitiveで、必要量以上の輸血をしても血液量は増加しないようです。

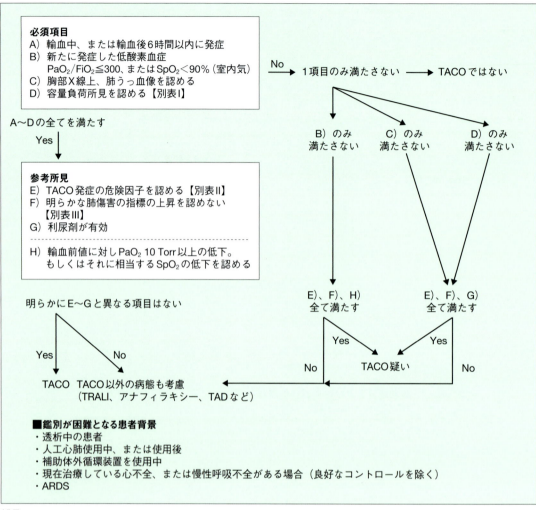

図4-4 | TACOの診断ガイドライン（アルゴリズム）

TACOは輸血6時間以内に新たに発症した呼吸障害であり、容量負荷所見を伴うものです。容量負荷所見は別表Iで各種パラメータで評価され、TACO発症危険因子（別表II）により、TACOの診断を支持します。肺障害は別表IIIのパラメータで確認されて、肺障害を伴うものは除外することになります。これは日本独自のもので、今後の症例報告と比較することにより改訂、整備されていくでしょう。

田崎哲典、岡崎 仁、稲田英一ほか．TRALI, TACO鑑別診断のためのガイドライン．*日本輸血細胞治療学会雑誌* 2015; 61: 474-9より引用

　　日本でのTACOの診断基準は、基本的にはA）輸血後6時間以内に発症し、B）P/F比が300未満であり、C）肺うっ血所見があり、D）容量負荷所見があることです（図4-4）[5]。容量負荷は「容量負荷所見」（表4-3【別表I】）[5]の項目をチェックして判断されます。これらの4項目をすべて満たさなくとも、疑われるものは参考所見をもとに判断されます。参考所見は「TACO発症危険因子」（表4-4【別表II】）[5]と「肺傷害所見」

表4-3 容量負荷所見【別表Ⅰ】

①臨床所見
1. 血圧上昇（収縮期血圧 30mmHg以上）
2. 頻脈（成人：100回/分以上、小児：年齢による頻脈の定義に従う）
3. 頸静脈の怒張
4. 胸部聴診異常（Ⅲ音）
5. 呼吸窮迫症状（過呼吸、かつ頻呼吸（>20回/min）；起坐呼吸；咳）

②検査所見
1. BNP＞200pg/ml、NT-proBNP＞900pg/ml
2. PCWP＞18mmHg
3. CVP＞12cmH₂O
4. 心臓超音波検査（左心室径拡大、収縮能低下、下大静脈径拡大と呼吸性変動低下）
5. CTRの拡大

注1) ①臨床所見を1項目以上、②検査所見を1項目以上、合計2項目以上満たす場合、容量負荷ありとする。
注2) 発症前24時間の水分バランスが＋2l以上あった場合、その後の輸血で心不全が顕在化した場合でもTACOとする。これは輸血前の患者の状態を全体的に評価することの重要性を認識してもらうためである。
注3) 小児の頻脈

区分	参考値	頻脈
新生児	生後4週以内	130～145	160以上
乳児	1歳未満	110～130	161以上
幼児	1～5歳	90～110	110以上
学童	6～15歳	80～90	90以上
成人		60～100	100以上

注4) BNP（NT-proBNP）の上昇は輸血前値に比し、輸血後に1.5倍以上の上昇を目安とする。

田崎哲典、岡崎 仁、稲田英一ほか．TRALI, TACO鑑別診断のためのガイドライン．日本輸血細胞治療学会雑誌2015; 61: 474-9より引用

表4-4 TACO発症危険因子【別表Ⅱ】

■輸血前患者評価
①年齢：3歳以下、または70歳以上
②輸血前の水分バランス：輸血前24時間以内の水分バランス＋2l以上
③左室機能評価
　③-1. 慢性心不全（BNP＞200pg/ml）、または急性心筋梗塞後（4週間以内）
　③-2. 胸部X線（輸血前8時間以内）で心拡大、または胸水貯留
　③-3. 心臓超音波検査（左心室径拡大、収縮能低下、下大静脈径拡大と呼吸性変動低下）
④腎機能評価：eGFRの高度以上の低下（eGFRが29以下）
■輸血状況の評価
⑤輸血速度：＞5ml/kg/hr

注1) ①～⑤すべての各項目に対して（③は1～3それぞれに）、1ポイントとし（計7ポイント）、合計ポイントによるTACOのリスクは、0ポイント（無）、1ポイント（軽度）、2～3ポイント（中等度）、4ポイント以上（高度）とする。中等度（2ポイント）以上を危険因子ありとする。
注2) ⑤は活動性出血がない場合とする。

田崎哲典、岡崎 仁、稲田英一ほか．TRALI, TACO鑑別診断のためのガイドライン．日本輸血細胞治療学会雑誌2015; 61: 474-9より引用

表4-5 肺障害の指標【別表Ⅲ】

①炎症：発熱、CRP、WBCの上昇
②肺上皮細胞傷害の指標：SP-DおよびKL-6の上昇

注1) 臨床では発熱やCRP、WBCの上昇が重要である（他項は未検査のことが多い）。
注2) 肺傷害の有無は、①～②を総合して評価し、明らかな上昇がない場合、TACOを支持する。

田崎哲典、岡崎 仁、稲田英一ほか．TRALI, TACO鑑別診断のためのガイドライン．日本輸血細胞治療学会雑誌2015; 61: 474-9より引用

（表4-5【別表Ⅲ】）[5]をもとに判断されます。

　この診断のアルゴリズムからも明らかなように、慢性心不全患者でもともと心機能の悪い患者や、術中に輸血ではなく、輸液の過量投与が行われた患者もTACOと診断される中に含まれることになります。TACOは純粋に輸血の過量投与により発症するものというよりは、発症を起こしやすい患者に対して、不用意な輸血負荷により発症したものも、その病態に含まれるとしています。

　このようにTACOは、さまざまな原因で起こる呼吸障害が含まれています。輸血後の呼吸障害はTRALIも疑われますから、その鑑別は容易ではありません。血液製剤に含まれる抗白血球抗体の有無がTRALIの発症に関与するかを調べた研究では、抗HLA-class Ⅱ抗体がTACOの発症因子として抽出されたという報告もあります[3]。おそらく、

表4-6 | ISBT Haemovigilance working party による TACO の診断基準

輸血終了後6時間以内に発症し、下記項目のうち4つを満たすものを TACO とする。
- 急性呼吸不全
- 頻脈
- 血圧上昇
- 胸部X線上、急性肺水腫もしくは肺水腫の悪化
- 水分バランスの超過

BNP の上昇は TACO の診断の補助となる。

http://www.isbtweb.org/fileadmin/user_upload/Proposed_definitions_2011_surveillance_non_infectious_adverse_reactions_haemovigilance_incl_TRALI_correction_2013.pdf#search=%27ISBT+Hamovigilance+working+party%27

TRALI と TACO の診断は重複している可能性が高く、TACO と診断されたものにも TRALI が含まれている可能性もあります。

国際輸血学会（ISBT）Haemovigilance working party の診断基準（表4-6）[6]はシンプルで、日本の基本的な診断基準に加え、血圧上昇、頻脈が含まれています。TACO の概念が臨床で普及し始めてからまだ日が浅く、その特異的な病態は解明されていません。今後、症例報告が増えるにつれて、その病態が明らかになると思います。

Point

- TACO は輸血後に発症したもののうち、心負荷が疑われるものである。
- TRALI と TACO の鑑別は、時には困難で、その病態はオーバーラップしている。

文献

1) Li G, Rachmale S, Kojicic M, et al. Incidence and transfusion risk factors for transfusion-associated circulatory overload among medical intensive care unit patients. *Transfusion* 2011; 51: 338-43.

2) Piccin A, Cronin M, Brady R, et al. Transfusion-associated circulatory overload in Ireland: a review of cases reported to the National Haemovigilance Office 2000 to 2010. *Transfusion* 2014; 55: 1223-30.

3) Kanai R, Iijima T, Hashimoto S, et al. Impact of immunoreactive substances contained in apheresis platelet concentrate on postoperative respiratory function in surgical patients receiving platelet transfusion: a prospective cohort study. *Transfus Med* 2013; 23: 344-50.

4) Masuda R, Iijima T, Okazaki H, et al. Preceding haemorrhagic shock as a detrimental risk factor for respiratory distress after excessive allogeneic blood transfusion. *Vox Sanguinis* 2017; in press.

5) 田崎哲典，岡崎　仁，稲田英一ほか．TRALI，TACO 鑑別診断のためのガイドライン．日本輸血細胞治療学会雑誌 2015; 61: 474-9.
6) http://www.isbtweb.org/fileadmin/user_upload/Proposed_definitions_2011_surveillance_non_infectious_adverse_reactions_haemovigilance_incl_TRALI_correction_2013.pdf#search=%27ISBT+Hamovigilance+working+party%27

4.4 輸血によるウイルス肝炎感染の危険性

　血液製剤の安全性は、近年、格段に向上しています。核酸増幅検査（nucleic acid amplification test：NAT）の導入により、肝炎ウイルスの検出力は向上しましたが、ウイルス混入を根絶するまでには至りませんでした。これまでは、採血された血液製剤の検体を複数個集めたものをNAT分析するという方法でしたが、近年、検体ごとにNAT検査を行うようになりました（個別NAT検査）。2014年8月に、この方法に切り替わって以来、現在まで血液製剤によるC型肝炎ウイルス（HCV）、B型肝炎ウイルス（HBV）、ヒト免疫不全ウイルス（HIV）の感染症症例の報告はありません（図4-6）[1]。

　このように、主要なウイルス性の輸血感染症はほぼ克服されているため、今後は輸血説明書も刷新していく必要が出てくるかもしれません。

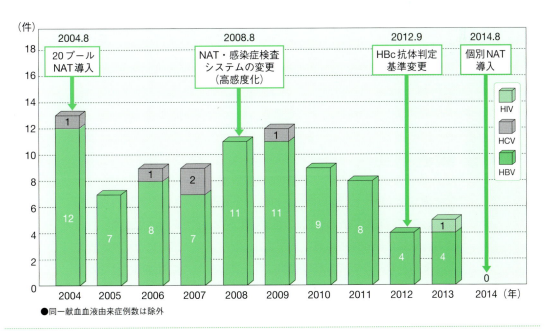

図4-6 輸血後HBV、HCV、HIV感染症報告数

日本赤十字社は2012年8月末よりHBc抗体検査の判定基準を変え、2014年8月より個別検体によるNAT（核酸増幅検査）の導入を実施しました。その結果、2004年にはHBV感染12症例、HCV感染1症例であったのが、HIVも含めて2014年以降はこれらの輸血後感染症の発生はありません。

日本赤十字社血液事業本部学術情報課．輸血情報1509-143．2015年10月より引用

一方、そのほかの感染症では、感染の危険がまったくないわけではなく、新興感染症（最近新しく認知され、局地的にあるいは国際的に公衆衛生上の問題となる感染症）については今後も監視が必要でしょう。

　輸血に伴う肝炎ウイルスの感染を考える際には、すでに生体に存在していた肝炎ウイルスの活性化を考えなければなりません。血液製剤に肝炎ウイルスが含まれていないことが証明されても、輸血後に肝炎ウイルスの抗体が陽性化することがあります。これは手術や輸血により免疫系に変化がもたらされ、不活化していたウイルスが再活性化したと考えられています。

　輸血後のウイルス感染は、やはり十分に監視する必要があります。日本赤十字社では、輸血を受けた患者の3カ月後の採血を各病院に依頼し、ビジランス（監視）を強化しています。輸血した患者のフォローアップは大切ですから、術前からの説明により輸血後検査に協力してもらう必要があります。

> **Point**
> ● 供血者血液のより正確な感染症検査法である個別NATの導入により、2014年以降、日赤血の輸血によるHBV、HCV、HIVの感染症報告は皆無となった。

文献
1) 日本赤十字社血液事業本部学術情報課．輸血情報 1509-143．2015年10月．

4.5 鉄過剰症

　赤血球液1単位には約100 mgの鉄が含まれています。鉄は特異的な排泄経路を持たないため、1日の排泄能1〜2 mgであることから、投与された鉄は長期間体内に残存することになります。出血により鉄が喪失し、その分を補うのであれば問題はありませんが、過剰輸血では鉄過剰症となります。血液1 mlあたりに約0.5 mgの鉄が含まれますから、輸血1単位で約100 mgの鉄が負荷されたことになります。肝臓へ障害を与える鉄負荷量から計算される輸血量は、約40単位とされています。沈着した鉄は、それぞれの臓器に蓄積します。肝臓では肝障害から肝硬変に至り、心臓ではうっ血性心不全や不整脈を起こします。輸血を継続

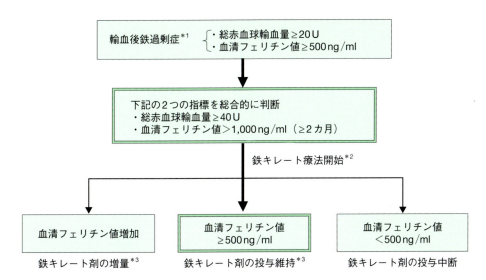

図4-7　鉄過剰症の診療ガイド
「輸血後鉄過剰症の診療ガイド」厚生労働省科学研究費補助金難治性疾患克服研究事業　特発性臓器障害に関する調査研究（平成20年度）．研究代表者　小澤敬也．http://www.jichi.ac.jp/zoketsushogaihan/tetsufinal.pdf より引用

*1：赤血球輸血依存状態（≥2単位/月の赤血球輸血を6カ月以上継続）にあり、1年以上の余命が期待できる例。
*2：鉄の体内蓄積量の指標として、少なくとも3カ月に1回血清フェリチン値を測定すること。
*3：鉄キレート剤の使用中は、腎機能・肝機能・感覚器に有害事象が出現する可能性があるため、腎機能検査・肝機能検査を定期的に、視力検査・聴力検査を毎年実施すること。

的に受けている骨髄異形成症候群（MDS）や再生不良性貧血の患者では、心不全、肝不全の原因となっています。手術に伴う輸血では、鉄過剰症が問題になるほどの輸血を行うことはほとんどありませんが、繰り返し輸血を行っている患者では、鉄過剰症に配慮する必要があるでしょう。輸血量と血清フェリチン量から、治療のガイドラインが設けられています（図4-7）[1]。治療にはメシル酸デフェロキサミン（デスフェラール®）あるいは経口キレート剤が使用されます。

> **Point**
> ●繰り返しの赤血球輸血では鉄負荷が多くなり、鉄過剰症による臓器障害を発生させることがある。

文献
1) 「輸血後鉄過剰症の診療ガイド」厚生労働省科学研究費補助金難治性疾患克服研究事業　特発性臓器障害に関する調査研究（平成20年度）．研究代表者　小澤敬也．http://www.jichi.ac.jp/zoketsushogaihan/tetsufinal.pdf

Chapter 5 輸血と周術期アウトカム

5.1 大量出血に伴う輸血と予後

　最近は、手術侵襲の低侵襲化が進み、さらに術前に術式の検討も十分になされるようになったおかげで、思わぬ大量出血に遭遇する機会は少なくなったと思います。画像診断による血管の走行の三次元構築やシミュレーションが行われるようになったことも、危険な手術が減った要因になっているでしょう。しかし、産科やそのほかの血管に富んだ領域の手術は、大量出血の危険性をはらんでいます。大量出血で、しかも出血速度の速い急速な出血は、出血性ショックを伴います。出血性ショックは、遷延化すると炎症を伴うことが指摘されており[1]、循環障害だけではない悪循環に陥ってきます。日本麻酔科学会が行った大量出血患者の予後調査では、出血量が循環血液量にほぼ相当する5,000 mlを超えると、術後30日以内の死亡率が上昇することも示されています（図5-1）[2]。10,000 ml以上の大量出血では、後遺症なく回復する症例は50％を下回っています。また、ヘモグロビン濃度が低下し、7 g/dl以下になると死亡率は約15％に上昇するとも報告されています（表5-1）[2]。大量出血に伴う出血性ショックの危険性を考えると"時期を逸しない"十分な輸血が必要であることは明らかです。

　ヘモグロビン濃度は、酸素供給量を基に考えると、3〜4 g/dlでも生命を維持するには耐えられると考えられていますが、心血管系の予後を

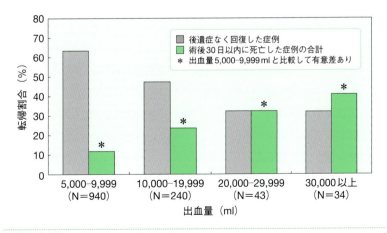

図5-1 出血量の階層別に見た転帰の割合
入田和男, 稲田英一, 吉村 速ほか. 麻酔科認定病院の手術室で発生している大量出血とその対応に関する実態調査. 麻酔 2009; 58: 109-23 より改変引用

表 5-1 日本麻酔科学会による大量出血時のヘモグロビン値とアウトカムの調査結果

最低ヘモグロビン濃度 (g・dl^{-1})	全症例での集計					異型適合RCC輸血症例に関する集計					
	症例数	転帰				症例数	占める割合(%)	転帰			
		後遺症なし	後遺症なく回復した割合(%)	死亡	死亡率(%)			後遺症なし	後遺症なく回復した割合(%)	死亡	死亡率(%)
10以上	20	14	70.0	0	0	0	0.0				
7-9.9	425	271	63.8	43	10.1	0	0.0				
5-6.9	571	345	60.4	84	14.7*	8	1.4	3	37.5	5	62.5
3-4.9	177	86	48.6	49	27.7*	8	4.5	2	25.0	5	62.5
3未満	37	14	37.8	16	43.2*	3	8.1			2	66.7
無回答	27	7	25.9	4	14.8	0	0.0				
合計	1,257	737	58.6	196	15.6	19	1.5	5	26.3	12	63.2

＊：Hb濃度7-9.9g・dl^{-1}と比較して有意差あり．
最低ヘモグロビン値の低下に伴い，死亡率は上昇し，最低ヘモグロビン値が3g/dl未満では43.2％に達しています．症例数は少ないものの，異型適合血（主にO型赤血球輸血）を受けた症例の死亡率は60％を超えています．これは異型適合血投与による影響と考えるよりは，ぎりぎりまで輸血を行わないで，しかたなく異型適合血輸血に踏み切ったというものも含まれていると思われます．
入田和男，稲田英一，吉村　速ほか．麻酔科認定病院の手術室で発生している大量出血とその対応に関する実態調査．麻酔2009; 58: 109-23 より引用

考えると，ヘモグロビン濃度は10g/dl以上あるほうがよいと考えられています．海外でも輸血に伴う合併症を防ぐためには，輸血によるヘモグロビンの改善レベルは8g/dl程度を目標としています．しかし，心血管系の予後も含めて，このレベルでよいか，あるいは不十分であるかの検討がなされています．約2,000名を対象とした大規模前向き研究では，ヘモグロビンレベルを10g/dlを目標にしたものと，8g/dlを下回るまで輸血をしなかった群に分けて，3年後の生存率を比較しました（FOCUS Study）[3]．その結果，両者の間には有意差はありませんでした．周術期輸血としての目標血中ヘモグロビン濃度は，心血管系の予後も含めて，高いほうが有利であるとは確かめられていません．

　血液製剤は同種血（ABO型が一致するもの）といえども，免疫学的な副作用を確率論的に引き起こします．そのため，輸血量はできるかぎり最小限にとどめたいものです．しかし，輸血が遅れることにより，出血性ショックに陥るだけで予後は不良になります．非心臓外科手術において，ヘマトクリット値が21％以下になると，30日以内の死亡率は上昇していきますが，一方51％以上になると，再び死亡率が上昇するといわれています．ヘマトクリット値45〜47.9％を最低としてU字型に死亡率が推移するようです[4]．大量出血に際しては逐次検査を行い，輸血の効果を確かめながら，妥当な量を模索していくことになります．

文献

1) Vedder NB, Fouty BW, Winn RK, et al. Role of neutrophils in generalized reperfusion injury associated with resuscitation from shock. *Surgery* 1989; 106: 509-16.
2) 入田和男, 稲田英一, 吉村 速ほか. 麻酔科認定病院の手術室で発生している大量出血とその対応に関する実態調査. *麻酔* 2009; 58: 109-23.
3) Carson JL, Sieber F, Cook DR, et al. Liberal versus restrictive blood transfusion strategy: 3-year survival and cause of death results from the FOCUS randomised controlled trial. *Lancet* 2015; 385: 1183-9.
4) Wu WC, Schifftner TL, Henderson WG, et al. Preoperative hematocrit levels and postoperative outcomes in older patients undergoing noncardiac surgery. *JAMA* 2007; 297: 2481-8.

5.2 輸血とがんの進展

　悪性腫瘍の手術では、切除部位の拡大により出血量が増え、輸血の必要性が出てきます。しかし、輸血自身が腫瘍の転移に関与するのであれば、輸血はできるだけ避けたいものです。輸血による腫瘍転移は、免疫修飾（immunomodulation）によるがん細胞への免疫能の減弱のほか、変形能の低下した赤血球による末梢循環の低下と、それに伴う組織の低酸素による接着因子の増加と転移細胞の定着などがその要因と指摘されています。動物実験モデルでは、保存時間依存性に肺がん細胞の定着の増加が見られるとも報告されています[1]。保存期間の長い赤血球製剤と、がんの進展との関連は指摘されており、大規模な臨床研究が行われていますが、まだ結論は得られていません。近年、がんの発生に鉄過剰症が関与していることも報告されています[2]。鉄は遷移金属であり、酸化ストレスを生じ、DNA障害を引き起こします。そのため、がんの発生が多く見られるのではないかと推察されているのです。末梢動脈疾患の患者を対象として、瀉血を行った群は行わない群と比較して、がんの発生が35％少なく、がんによる死亡率は両群で60％も差が生じていたとの報告もあり[2]、輸血に伴うがん転移の促進などにも関与しているかもしれません。しかし、臨床研究では、輸血ががん患者の予後に悪い影響を与えるとの結論は出ていません。敗血症でICUに入室したがん患者を対象にした臨床研究では、ヘモグロビンレベルを10g/dl以上を目標とした群は、8g/dlまで輸血をしなかった群と比較して90日後の死亡率は有意に低かった（59％ vs 70％）と報告されています[3]。全身管理上、輸血が必要である場合は、がん患者であることを理由に輸血を躊躇することはないことを示していると思います。

> **Point**
> ● 輸血は、がんの増殖および転移に促進的に働くのではないかと懸念されている。
> ● 臨床研究では全身管理上、必要であれば、がん患者に対する輸血は問題ないとされている。

文献

1) Atzil S, Arad M, Glasner A, et al. Blood transfusion promotes cancer progression: a critical role for aged erythrocytes. *Anesthesiology* 2008; 109: 989-97.
2) Zacharski LR, Chow BK, Howes PS, et al. Decreased cancer risk after iron reduction in patients with peripheral arterial disease: results from a randomized trial. *J Natl Cancer Inst* 2008; 100: 996-1002.
3) Bergamin FS, Almeida JP, Landoni G, et al. Liberal versus restrictive transfusion strategy in critically ill oncologic patients: the transfusion requirements in critically ill oncologic patients randomized controlled trial. *Crit Care Med* 2017; 45: 766-73.

5.3 赤血球の保存期間と予後に対する影響

　輸血は、容量負荷をするだけではなく、失われた血液の機能が回復するかどうかも確認する必要があります。赤血球の直径は約8μmであり、変形しながら毛細血管内を通らなければならないことから、末梢に十分な酸素を供給するためには、赤血球は変形能（可塑性）を維持している必要があります。保存3日目では、正常の形態の赤血球がほとんどで、変形した赤血球は散見される程度ですが、それ以後は変形した赤血球数が増加します。赤血球は4℃で保存中でも代謝を行っており、また時間とともに崩壊（溶血）します。その結果、赤血球の機能や可塑性が低下します。保存赤血球の酸素運搬能は赤血球中の2,3-DPG（diphosphoglycerate）含有量により、また可塑性はATP（adenosine triphosphate）含有量により維持されます。2,3-DPGは1週間後には半分以下となり、2週間後には検出限界まで低下しますが、ATPは2〜3週後までは採血直後に近い値を維持しています。2,3-DPG含有量が低下した保存赤血球が、はたして生体内で酸素運搬機能を回復しているかは十分には確認されていません。

　また、赤血球製剤の有効期間は、輸血された赤血球が24時間後に流

血中に平均70％以上残存している期間（米国は75％以上）と規定されていますが，血漿の少ない赤血球液（RBC）では抗菌作用が低下し，細菌汚染（特に腸炎エルシニア）への懸念から，日赤血液センターから供給される赤血球液については，有効期限が製造承認当初の42日間から21日間に短縮され，今日に至っています。また、保存期間の長い赤血球液が、がんの進展に関与していると考えられていることから、保存期間の設定に根拠を与えるための臨床研究が複数進行しています。カナダおよび欧州で、赤血球の貯蔵期間と術後90日の死亡率の関連を検討する大規模研究（ABLE study）が行われました[1]。貯蔵期間が7日以内の赤血球液を投与をした群と、貯蔵期間が15日から20日の赤血球液が投与された患者群との比較ですが、エンドポイントは90日の生存率です。ICUおよび病院での死亡率や臓器不全、感染症との関連も調査されました。その結果によっては、保存期間の見直しが検討される予定でしたが、現在まで両群間には有意差が認められていません。米国では、心臓外科患者を対象に、10日以内と21日以上の保存期間の製剤について、ランダム化多施設比較試験が行われました（Red-Cell Storage Duration Study：RECESS）。その結果、保存期間の差により、さまざまな臓器に対する、なんらかの障害を評価するMultiple Organ Dysfunction Score（MODS）には有意差がないことが示されています[2]。

> **Point**
> ● 赤血球は保存期間が長いと、本来あるべき変形能が低下する。
> ● 現在の21日間の保存期間以内では、長い保存期間が予後に関係するという研究結果は得られていない。

文献

1) Lacroix J, Hebert PC, Fergusson DA, et al. Age of transfused blood in critically ill adults. *N Engl J Med* 2015; 372: 1410-8.
2) Steiner ME, Ness PM, Assmann SF, et al. Effects of red-cell storage duration on patients undergoing cardiac surgery. *N Engl J Med* 2015; 372: 1419-29.

Chapter 6 遡及調査と被害者救済制度

　輸血後肝炎およびHIVの感染症は、近年ほぼ完全に防止できていますが（**4.5** ウイルス感染症の項参照）、かつて、輸血後肝炎の可能性はきわめて低いものの、一定の頻度で起こっていました。日本赤十字社では十分な検査を行い、ウイルス反応陰性のものを出荷していましたが、万一、術後に肝炎ウイルスあるいはHIV陽性になった場合に備えて遡及調査を開始し、現在も続いています。輸血を受けた患者さんには3カ月後の採血を依頼し、ウイルス感染が発症していないことを確かめるとともに、万一、輸血との関連が認められた場合は出荷した血液製剤と同定し、さらなる感染の拡大を防ぐようにしています。これは、「医薬品、医療機器の品質、有効性及び安全性の確保等に関する法律」で規定されており、遡及調査と呼ばれています。

　受血者が術前にウイルス感染陰性であり、輸血後に陽性化した症例を調べると、その中には輸血前に受血者が保有していたウイルスが再活性化していることが確認されました。これは輸血由来ではなく、受血者がすでにウイルスを保有していましたが、化学療法などで免疫が抑制されたのを契機に活性化したものと推察されました。ウイルスの遺伝子配列

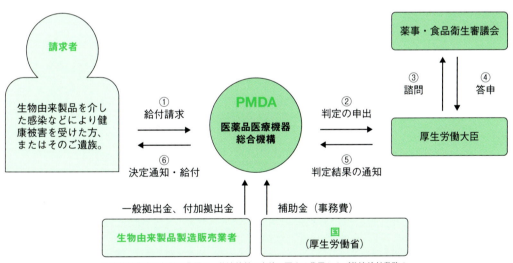

| 図 6-1 | 生物由来製品感染等被害者救済制度

血液製剤投与に伴う健康被害は、生物由来製品感染等被害者救済制度により、救済給付の対象になります。個々の症例は医薬品医療機器総合機構（PMDA）により、審査されます。
独立行政法人医薬品医療機器総合機構のリーフレットより引用

を確認すれば、再活性化は証明されます。このように、一度、陰性化したウイルス感染症は、一定の期間を経てから陽性化することがあります。

　ウイルスの再活性化でなく、やはり輸血から感染症が発症した場合、ウイルス以外のものを含めて患者に不利益が生じた場合は、生物由来製品感染等救済制度があります（図6-1）。これは、健康被害を受けた本人、あるいは遺族が医薬品医療機器総合機構に申請し、厚労省の補助金を基に被害者手当を給付するものです。輸血関連肺障害（TRALI）のように血液製剤の投与により障害が生じた場合も、救済制度の対象となります。輸血関連循環過負荷（TACO）は、症例により対象となるかの判断は分かれるかもしれません。

> **Point**
> ● 輸血後に、ウイルス感染症に罹患していないかの調査制度がある。
> ● 輸血由来でなく、化学療法などにより患者が保有していたウイルスが再活性化することがある。
> ● 血液製剤投与後の健康被害には、救済制度が設けられている。

自己血輸血

　自己血輸血には、回収式、貯血式、希釈式の3種類の方法があります。
　回収式自己血輸血は、手術中に術野から吸引で回収された血液を洗浄し、体内に戻す方法です。これは心臓外科を中心に多くの施設で行われており、同種血輸血を避けるのに役立っています。

　貯血式自己血輸血は、あらかじめ手術前に採血を行い、貯血しておくものです。1回の採血量を400ml程度とすると、ヘモグロビン量が回復する1週間後に再度採血し、採血総量を800ml程度として、輸血を必要とする相当量の出血に対しても、貯血した血液で補えるような十分量を蓄えておきます。成人では800mlでも十分ではなく、1,200ml程度を蓄えたいところですが、全体で短くとも3週間程度の期間が必要になります。最初のバッグは、保存期間21日間ぎりぎりになります。また、手術に際しては、最終採血後からヘモグロビン量が回復するまでの十分な期間を設定しておく必要があります。貯血式自己血輸血は、他家血を使用しないというメリットはありますが、各施設での採血による汚染、管理の問題があります。また、採血しても不適切な保存によるバッグ内の凝血も起こりやすく、せっかく採血しても使用しないという問題も考えなければなりません。

　希釈式自己血輸血は、手術室入室後、一定量を採血し、採血した量に相当する代用血漿を投与し、血液を希釈する方法です。これも不適切な採血による汚染、凝血という問題をはらんでいます。採血量も1バッグ400mlでは、同種血輸血を避ける量としては十分ではなく、1,200ml程度採血するとなると採血時間も長くかかります。症例を十分に選んで、メリットを考えて適用しましょう。

!Point
◉貯血式自己血輸血は、十分な術前の準備期間が必要である。
◉希釈式自己血輸血も他家血輸血を避けるという目的であれば、十分な量の採血が必要である。

Chapter 8 宗教上の理由による輸血拒否患者への対応

　患者が宗教上の理由により、輸血拒否者である場合があります。その対応は各病院でまちまちでしたが、関連する学会（日本輸血・細胞治療学会，日本麻酔科学会，日本小児科学会，日本産婦人科学会，日本外科学会など）の意見をまとめた報告書「宗教的輸血拒否に関する合同委員会報告」（2008年2月28日）が出されています（表8-1）[1]。

　このような患者に対する対応方法には、"絶対的無輸血"と"相対的無輸血"の2つがあります。絶対的無輸血とは，輸血をしないことにより患者の命に危険が生じても，無輸血を貫くという考えです。一方、相対的無輸血とは，無輸血を貫くと患者の命に危険が生じると考えられる場合には，医師の裁量により輸血を行うという考え方です。各病院では、

表8-1 宗教上の理由による輸血拒否患者への対応

1) **当事者が18歳以上で医療に関する判断能力がある人の場合**
   （なお、医療に関する判断能力は主治医を含めた複数の医師によって評価する）
   (1) 医療側が無輸血治療を最後まで貫く場合
      当事者は、医療側に本人署名の「免責証明書」を提出する。
   (2) 医療側は無輸血治療が難しいと判断した場合
      医療側は、当事者に早めに転院を勧告する。

2) **当事者が18歳未満、または医療に関する判断能力がないと判断される場合**
   (1) 当事者が15歳以上で医療に関する判断能力がある場合
      ①親権者は輸血を拒否するが、当事者が輸血を希望する場合
         当事者は輸血同意書を提出する。
      ②親権者は輸血を希望するが、当事者が輸血を拒否する場合
         医療側は、なるべく無輸血治療を行うが、最終的に必要な場合には輸血を行う。親権者から輸血同意書を提出してもらう。
      ③親権者と当事者の両者が輸血拒否する場合
         18歳以上に準ずる。
   (2) 親権者が拒否するが、当事者が15歳未満、または医療に関する判断能力がない場合
      ①親権者の双方が拒否する場合
         医療側は、親権者の理解を得られるように努力し、なるべく無輸血治療を行うが、最終的に輸血が必要になれば、輸血を行う。親権者の同意が全く得られず、むしろ治療行為が阻害されるような状況においては、児童相談所に虐待通告し、児童相談所で一時保護の上、児童相談所から親権喪失を申し立て、あわせて親権者の職務停止の処分を受け、親権代行者の同意により輸血を行う。
      ②親権者の一方が輸血に同意し、他方が拒否する場合
         親権者の双方の同意を得るよう努力するが、緊急を要する場合などには、輸血を希望する親権者の同意に基づいて輸血を行う。

宗教的輸血拒否に関する合同委員会報告；2008（http://www.anesth.or.jp/guide/pdf/guideline.pdf）より引用

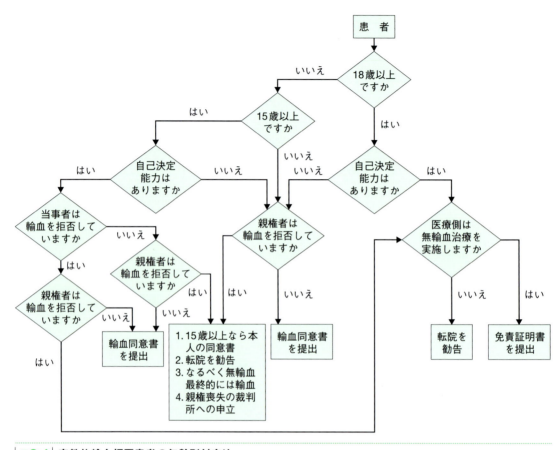

図8-1　宗教的輸血拒否患者の年齢別対応法

本人の意思表示が確実でない15歳以下、および人によっては成熟している次の世代では対応が異なっています。基本的には、患者自身の意思で無輸血を貫くというのであれば、それを尊重します。一方、病院側の対応である絶対的無輸血あるいは相対的無輸血の方針は、それぞれの病院にゆだねられています。

宗教的輸血拒否に関する合同委員会報告；2008（http://www.anesth.or.jp/guide/pdf/guideline.pdf）より引用

それぞれ対応方法が定められています。その対応方法を確認しておく必要があります。

相対的無輸血の方針では、患者の生命が脅かされる場合は、輸血するという方針ですから、その旨を記載した輸血同意書を患者さんからもらう必要があります。できるだけ無輸血を貫くが、輸血しなければ死に至ると判断されたときには輸血します。かつて、この方針で臨みましたが、出血量が増えたため致し方なく輸血したという症例が問題になり、患者は救命されたものの精神的な苦痛を受けたとして、投与した医師を訴追しました。同意書がなかったため、医師は有罪となりました。一方、絶対的無輸血を約束した症例では、分娩後の弛緩出血で出血性ショックに陥りました。再三の警告にもかかわらず、夫が輸血に同意しなかったため、患者さんは残念ながら亡くなりました。この件は、訴訟案件にはなりませんでした。

このように、宗教的輸血拒否患者への対応は、本人の意思を尊重することになります。手術の前には患者と十分な話し合いをしておく必要があります。ただし、未成年者の場合は、本人の意思が十分に確認できないことがありますので、その対応を決めておく必要があります。図8-1[1]にアルゴリズムに則ったガイドラインを示します。18歳と15歳を境として、対応を決めています。15歳未満では判断能力がないという対応であり、15歳以上18歳未満までは個人差があるため、個々の症例で判断能力を判定するという対応になっています。

> **! Point**
> ● 宗教的輸血拒否患者に対しては、相対的無輸血と絶対的無輸血の方針がある。
> ● 未成年者では、ガイドラインに沿って対応を考える。

文献

1) 宗教的輸血拒否に関する合同委員会報告；2008（http://www.anesth.or.jp/guide/pdf/guideline.pdf）

あ と が き

　現在の手術中の輸液療法は、1960年代に作られたものでした。現代までのこの半世紀の間に手術環境、患者管理も大きく変わりました。想像するに、確実な止血のためのデバイスがなく、画像診断も曖昧だった時代では、手術室では突然の出血や大量出血に悩まされていたことでしょう。そのために出血性ショックをいかに防ぐか、対処するかが、麻酔科医を含め手術室では大きな課題だったと思います。そのため、体液量の不足が不安の種でした。しかし、現代では、手術前に血管の走行もよく把握され、計画的な手術で予期せぬ出血に悩まされる機会も少なくなりました。この時代背景を考えて、適切な体液管理を考え直す時代になってきたと思います。

　かつて、手術患者の輸液管理についてのオピニオンリーダーであったShire 教授とMoore教授は、科学的な根拠から適切な体液管理について論じてきました。慎重な科学者でした。しかし、臨床の現場では彼らの意見が拡大解釈されて、過剰輸液が横行してしまったのです。これに対する当時の彼らの忠告に耳を傾けてみます。

　手術中の晶質液は細胞外液を補うものであり、出血は血液で補うものである。晶質液は血液の代わりにはならない。患者管理の基本とは、正常な血液量と体液・電解質を維持することであり、水浸しにすることにより達成されるものではない。

　これは現代に通じる普遍的な理論です。
　輸血についても、時代の流れで考え方は変わってきています。血液製剤によるウイルス感染症は、日本ではほぼ征圧されたと思います。しかし、TRALIやTACOといった障害が注目されつつあります。これらの合併症は、投与されたものによって起こるものであり、手術による合併症とは性質が異なります。投与する側は、根拠をもって投与しなければなりません。
　麻酔薬は体から速やかに消えていきます。しかし、輸液や輸血は患者の体内に残るものです。正しい知識で体液管理を行っていきたいものです。

飯 島 毅 彦
昭和大学歯学部全身管理歯科学講座歯科麻酔科学部門

索　引

数字・欧文

2,3-DPG　108

A

α遮断薬　31, 32
ABO型　78
absorption　46
ACE阻害薬　36
ACTH　36
ADH　5, 21, 34
AHTR　91
AKI　21
ANP　60
APTT　73
ARB　33, 36
ARDS　92
asymptomatic hypotension　37
ATP　108

B

B型肝炎ウイルス　101
BNP　35, 100

C

cardiorenal syndrome　33
cardiovascular disease　33
CCI　75
centralization　69
CKD　33, 34
class I 抗体　93
class II 抗体　93
context sensitive　15, 97
CPD　69
CVD　33
CVP　27
　──値　27
C型肝炎ウイルス　101

D

DDGアナライザー　49
DHTR　91
DIC　88, 91

E

ECV　41
EGDT　28
endothelial cleft　46, 47
EVLW　30
extracellular volume　41

F

FEAST　28
FFP　81
filtration　46
fluid responsiveness　30
fluid resuscitation　4, 64
FOCUS Study　106
Frank−Starling曲線　30, 31

G

GDT　55
goal-directed intraoperative fluid therapy　55

H

Haemovigilance working party　100
HTR　91
hypernatremia　35
hypervolemia　13
hyponatremia　35
hypovolemia　13, 51

I

IgM　79
immunomodulation　67, 107
in-out balance　15, 56
INR　73

ISBT　100
　——Haemovigilance working party　100

L
local RAAS　33
lysophosphatydilcholine　92

M
MAP　69
margination　70
Marik-Phllips曲線　30
mechanosensing　59

N
NAT　101
nfECV　43
non-functional extracellular volume　41

P
PPV　55
PT　73
　——-INR　82

R
RAAS　6, 21, 33, 34
RECESS　109
refilling期　64
renin-angiotensin-aldosterone　34
　——system　33
restricted　25
RhD抗体　87
RhD（-）患者　91

S
SAFE study　76
shock index　86
SI　85, 86
SIADH　35
Starlingの法則　45, 46
stressed volume　52
surgical hyperaldosteronism　36
SVV　54
systemic RAAS　33

T
T&S　78
TACO　94, 95, 96, 97
　——の診断基準　98
TRALI　92, 94, 95, 96
Type　78
Type & Screening　78
Type 1　63
Type 2　63, 64

U
unstressed volume　52

V
V2受容体　35
vasoplegia　28, 29

Z
zero-fluid balance　25

和文

あ
アイソトープ　49
圧-容量特性　53
アナフィラキシー反応　91
アルブミン　57, 59, 63, 64, 69, 75
アンジオテンシンⅡ　14
アンチトロンビンⅢ　58

い
維持輸液量　25
一酸化窒素　59
　——合成酵素　58
医薬品医療機器総合機構　112
陰性荷電　57, 58

う

ウラ試験　78

え

塩分過多　14

お

オモテ試験　78

か

改訂Starlingの法則　47
核酸増幅検査　101
過剰輸液　4, 7, 9
可塑性　108
褐色細胞腫摘出患者　32
褐色細胞腫摘出術　31
活性化部分トロンボプラスチン時間　73, 82
カテコラミン　29, 31
カリウム除去フィルター　89
顆粒球抗体　93
肝硬変　76
　——症　76
間質内圧　63
間質浮腫　25

き

危機的出血　84
希釈式　113
希釈性凝固障害　81
急性呼吸窮迫症候群　92
急性大量出血　4
急性溶血性副作用　91
急速投与　18
急速輸液　18, 19
胸腔内血液量　55
凝固因子　57, 72
　——の補充　83
胸部リンパ管　63
緊急O型赤血球輸血　79
緊急O型輸血　83
禁水分　11, 13, 23, 25

く

クリオプレシピテート　82
グリコカリックス　46, 57, 59, 75

け

経口キレート剤　103
血液製剤の使用指針　73
血液透析　37
血液保存液　74
血管収縮薬　20, 26, 29, 53, 54, 56
血管透過性　59, 61
　——亢進　27, 28
血管内残存量　17
血漿成分　12
血漿増量作用　16, 19
血小板濃厚液　73, 94
血小板不応症　75
血小板輸血不応状態　74
血性ショック　63
血清Na値　23
血清Na濃度　35
血中カテコラミン濃度　15, 51

こ

抗アルドステロン薬　36
高温環境　12
高血圧　14
交差適合試験　79
膠質液　8, 27
膠質浸透圧　14, 45, 63, 76
　——差　47
高張アルブミン　76
抗D免疫グロブリン　87
高ナトリウム血症　34
抗白血球抗体　92, 94, 99
抗ヒト白血球抗原　93
　——抗体　74
抗利尿ホルモン　5, 21, 23
国際標準化比　73
個別NAT検査　101
コンピュータクロスマッチ　79

さ

サードスペース　25, 41, 43
再活性化　102, 111, 112
細胞外液　20
　──分布領域　5
　──容積　41
　──量　11, 15, 43
細胞内液　11, 14
　──量　12
左室拡張末期容量　54, 55
産科危機的出血　85
酸素消費量　51

し

色素希釈法　49
糸球体濾過　21
　──量　6, 21
自己血輸血　113
宗教的輸血拒否　115
出血性ショック　5, 14, 76, 83, 105
　──患者　42
術後合併症　7
術後死亡率　3
循環血液量　11, 15, 18, 27, 49, 70
循環血漿量　11, 13
使用指針　69
晶質液　45
晶質浸透圧　14
照射赤血球液-LR　69
静脈還流量　55
除水量　37
ショックインデックス　85
人工膠質液　29
新鮮凍結血漿　67, 81
　──-LR　72
浸透圧勾配　46
腎尿細管壊死　22
心拍出量　54
心房利尿性ペプチド　60

す

水分出納　11
ストレスホルモン　6

せ

静水圧　45, 63
生物由来製品感染等救済制度　112
成分採血　73
赤血球液　67, 72
赤血球保存用添加液　69
絶対的無輸血　115
前負荷　31
　──量　30

そ

相対的無輸血　115, 116
遡及調査　111
　──と被害者救済制度　111

た

体重増加　9, 25
大量出血　105
脱水　20
多発外傷　88

ち

遅発性溶血性副作用　91
遅発性溶血反応　87
中心化　69
中心静脈圧　27, 49
腸炎エルシニア　109
腸管蠕動運動　7
直接的レニン阻害薬　36
貯蔵期間　109

て

低アルブミン血症　76
低ナトリウム血症　34
デスフェラール®　103
鉄過剰症　102

と

頭蓋内手術　74
糖鎖抗原　78
同種血輸血　79, 83, 113
透析　21
等張アルブミン　76

頭部外傷　64
　　──患者　76
動脈圧波形の変動　54
トリガー　70
トルバプタン　35

な
ナトリウム摂取量　14
ナトリウム貯留　14
ナトリウム負荷　7

に
尿細管　6
尿濃縮能　6
尿濃縮力　13

ね
ネフローゼ症候群　76
ネフロン　12

の
濃厚血小板-LR「日赤」　73
濃縮機能　12
脳ナトリウム利尿ペプチド　35
ノルアドレナリン　25, 28, 55

は
肺血管外水分量　30, 31
敗血症　27, 28, 30, 60, 61
　　──性ショック　28
肺動脈楔入圧　49
ハイポ　20
播種性血管内凝固　88, 91
バソプレシン　6
発汗　11
半透膜　45

ひ
ヒアルロン酸　57, 63
被害者救済制度　97
ヒト免疫不全ウイルス　101

ふ
フィブリノーゲン　81
フェニレフリン　55
不感蒸泄　11, 13, 22, 25
　　──量　11
不規則抗体　78, 79
　　──スクリーニング　86
複合性凝固障害　72
副腎皮質刺激ホルモン　36
浮腫　29
不適合輸血　78
プラスバランス　23
プラスマフェレーシス　73
プロテオグリカン　57
プロトロンビン　81
　　──時間　73, 82

へ
ヘパラン硫酸　57
ヘマトクリット値　20, 37
ヘモグロビン　69
　　──濃度　18
変形能　108

ほ
放射線照射　69
乏尿　20
補正血小板増加数　75

ま
慢性心不全患者　99

み
ミネラルコルチコイド受容体　36

め
メシル酸デフェロキサミン　103
免疫グロブリンG　79
免疫グロブリンM　79, 91
免疫修飾　67, 107

ゆ
輸液負荷　20

輸血感染症　101
輸血管理料　72
輸血関連急性肺障害　92
輸血関連循環過負荷　94, 96
輸血拒否者　115
輸血同意書　116
輸出細動脈　21
輸入細動脈　21

よ

溶血性副作用　91
容量–圧特性　25
容量負荷　29, 53
　——所見　95

予後　3

り

利尿　11
臨界点　52
リンゲル液　4
リンパ　19, 47
　——管　64

れ

レクチン　60
レニン・アンジオテンシン・アルドステロン系
　　5, 21, 33, 34

知っておきたい！予後まで考える!!
周術期輸液・輸血療法 KEYNOTE　　　　　　＜検印省略＞

2017年11月3日　第1版第1刷発行

定価（本体3,800円＋税）

　　　　　　　著　者　飯島　毅彦
　　　　　　　発行者　今　井　　良
　　　　　　　発行所　克誠堂出版株式会社
　　　　　　　〒113-0033　東京都文京区本郷3-23-5-202
　　　　　　　電話（03）3811-0995　振替00180-0-196804
　　　　　　　URL　http://www.kokuseido.co.jp

ISBN978-4-7719-0490-3　C3047　￥3800E　　　印刷　株式会社双文社印刷
Printed in Japan ©Takehiko IIJIMA, 2017

・本書の複製権・翻訳権・上映権・譲渡権・公衆送信権（送信可能化権を含む）は克誠堂出版株式会社が保有します。
・本書を無断で複製する行為（複写，スキャン，デジタルデータ化など）は，「私的使用のための複製」など著作権法上の限られた例外を除き禁じられています．大学，病院，診療所，企業などにおいて，業務上使用する目的（診療，研究活動を含む）で上記の行為を行うことは，その使用範囲が内部的であっても，私的使用には該当せず，違法です．また私的使用に該当する場合であっても，代行業者等の第三者に依頼して上記の行為を行うことは違法となります．
・ JCOPY ＜(社)出版者著作権管理機構　委託出版物＞
　本書の無断複写は著作権法上での例外を除き禁じられています．複写される場合は，そのつど事前に(社)出版者著作権管理機構（電話03-3513-6969, Fax 03-3513-6979, e-mail : info@jcopy.or.jp）の許諾を得てください．